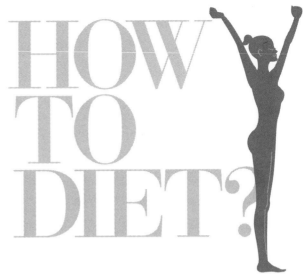

100%結果を目指す！美と健康のスペシャリストのための

ダイエット大学の教科書

これだけは知っておこう!!

日本ダイエット健康協会理事
小野浩二
スポーツトレーナー
佐々木圭

BAB JAPAN

はじめに

　私は、仕事柄、よくこんな相談をうけます。
「どうしたら、痩せますか？」
　そんな質問に、私はこう答えることがあります。
「運動をして、食事を抑えたら痩せますよ」
　皆さん、当たり前でしょ！という顔をされます。しかし、知っているけどできないのは、運動や食事の大切さを本当には理解していないということです。
　確かに「痩せる」ことは、見た目のコンプレックスの解消や、精神的な安堵をもたらしてくれるかもしれません。しかし、人間が本来第一に考えなければならないのは、「健康」です。多くの人は、「痩せる」ということだけにフォーカスしてしまっているのです。健康の観点から考えれば、運動をする意味、食事に気を付ける意味を理解しながら生活するはずです。
　このダイエット大学に入学される皆さん、ダイエットとは本来、とても単純なものです。エネルギーの摂取と、消費のバランスが整っていれば、基本的には太りません。

　なぜ、太りやすくなるのか？
　なぜ、肥満になるのか？
　なぜ、肥満は良くないのか？
　なぜ、運動が大切なのか？

このような、当たり前と思われる知識を正しく理解している人は少ないのではないでしょうか。

　今や日本のダイエット市場は、2兆円とも言われ、健康食品、フィットネス、エステなど、関連した商品や施設も数多く存在します。メディアでは、星の数ほど情報が溢れているので、正確な判断ができないという嘆きの声も少なくありません。そんな今こそ、信頼のできる情報が必要です。
　特に、美や健康に導くプロの立場であれば、クライアントさんの目的が「痩せる」ことであるとしても、それぞれに合った食事面だけでなく、運動、休養、睡眠、ストレスなどの生活環境も踏まえた、総合的なアドバイスが求められています。

　この書籍では、なぜ肥満になってしまうのか？　なぜ肥満はよくないのか？という視点で、運動の大切さを中心に幅広く信用できるデータを紹介しています。また、毎日継続できるストレッチや、筋トレの方法も紹介しています。

　この機会に、身体の知識を学び、ぜひご自身のダイエットや生活の知識として役立ててください。また、プロとして活躍されている方は、ここで学んだ知識やデータを、クライアントさんが更に美しく輝くよう、セラピーや健康、美容の現場でお役立て下さい。それでは、このダイエット大学で、サポート役のブタちゃんたちと一緒に、ダイエットの知識を学んでいきましょう！

目次

はじめに ……………………………………………………………………… 2

第1章 女性の肥満のなぜ？

1 上半身肥満型（内臓脂肪蓄積型）と下半身肥満型（皮下脂肪蓄積型） … 10
2 メタボリックシンドロームの男女の違い ……………………… 12
3 女性の痩せ傾向 ……………………………………………………… 13
4 「男性」と「女性」の体型の違い ………………………………… 14
5 女性の肥満に対する意識 …………………………………………… 17
6 女性ホルモンと脂肪の関係 ………………………………………… 21
7 女性の体重増加 ……………………………………………………… 22
8 妊娠、出産による皮下脂肪分布の違い …………………………… 23
9 女性の肥満のリスク ………………………………………………… 24
10 妊娠中の肥満のリスク ……………………………………………… 25
11 閉経後の肥満のリスク ……………………………………………… 25

第2章 肥満のなぜ？

1 肥満の現状 …………………………………………………………… 30
2 肥満の判定とリスク ………………………………………………… 33
3 太るとは ……………………………………………………………… 35
4 基礎代謝とは ………………………………………………………… 36
5 メタボリックシンドローム ………………………………………… 38
6 メタボリックシンドロームの基準値 ……………………………… 39
7 日本人の寿命 ………………………………………………………… 40
8 生活習慣病と寿命の関係 …………………………………………… 41
9 老化を考える ………………………………………………………… 42
10 老化による身体の変化 ……………………………………………… 43
11 老化は止めることができるか… …………………………………… 46

第3章 遺伝と肥満のなぜ？

1 肥満は遺伝なのか ……………………………… 50
2 摂食中枢と満腹中枢による食欲のコントロール ……… 51
3 肥満の遺伝的要因 ……………………………… 53
4 肥満と遺伝の調査研究 ………………………… 54
5 エネルギー倹約遺伝子説 ……………………… 55

第4章 ストレスと肥満のなぜ？

1 ストレスの現状 ………………………………… 58
2 ストレスとは …………………………………… 60
3 ストレスと健康 ………………………………… 61
4 ストレスと肥満の関係 ………………………… 62
5 ストレス対策 …………………………………… 64
6 ストレスと上手に付き合う …………………… 65

第5章 睡眠と肥満のなぜ？

1 睡眠とは ………………………………………… 68
2 睡眠の周期 ……………………………………… 69
3 睡眠と健康 ……………………………………… 70
4 睡眠と肥満の関係 ……………………………… 72
5 睡眠不足と肥満の関係 ………………………… 73
6 睡眠時無呼吸症候群（sleep apnea syndrome：SAS） …… 74
7 睡眠と健康調査 ………………………………… 75

第6章 体温と肥満のなぜ？

1 暑さと健康の関係 ……………………………… 78

- 2 暑熱環境下での体温調節のしくみ　79
- 3 暑熱環境下での運動　80
- 4 汗とは　82
- 5 サウナ浴の生理学的変化　84
- 6 汗とダイエット　87

第7章 食生活と肥満のなぜ？

- 1 食事と健康の考え方　92
- 2 食物摂取と肥満の関係　93
- 3 食物摂取パターンと肥満の関係　94
- 4 食品の摂取内容と肥満　96
- 5 食をもう一度見直そう　98
- 6 健康のための栄養摂取の考え方　99
- 7 食べ物の体内での変化　100
- 8 食品の機能　101
- 9 食品への関心　103
- 10 食生活の変化　104
- 11 野菜の変化　105
- 12 食品の安全性　108
- 13 サプリメントとは　109
- 14 ビタミン発見の歴史　109
- 15 注目の成分ファイトケミカル　110
- 16 水の大切さ　113
- 17 飲み水と健康　114
- 18 身体の中の水　114

第8章 運動と肥満のなぜ？

- 1 運動の効果　118

2	有酸素運動の効果	119
3	無酸素運動の効果	121
4	運動不足の時代	121
5	運動不足の影響	122
6	運動の身体への効果	123
7	運動の生活習慣病への効果	126
8	運動と寿命の関係	126

第9章 知っておこう！身体の基本

[図解] 筋肉と骨の全体図		130
1	筋組織の種類	132
2	筋肉の収縮のしくみ	134
3	筋線維のタイプ	136
4	筋収縮の形態	139
5	骨格筋の運動作用による分類	143
6	身体が動くしくみ	145
7	肥満者に効果的な運動と量	148

第10章 効果の出るトレーニング

1	トレーニングの原理・原則	152
2	運動の強度	156
3	簡単にできる運動	159
4	ダイエットにおけるウォーキング	162
5	ストレッチ	168
実践！ストレッチ		170
実践！筋力トレーニング		178
引用・参考図書		188
おわりに		192

ダイエット大学へようこそ!!!!

ダイエットについて
私たちと一緒に学びましょう！

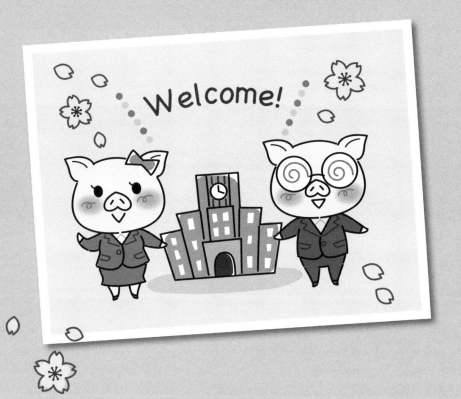

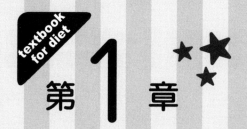

第1章

女性の肥満のなぜ？

第1章 女性の肥満のなぜ？

★1 上半身肥満型（内臓脂肪蓄積型）と下半身肥満型（皮下脂肪蓄積型）

　1950年代に、フランスのバーグ博士により、糖尿病になりやすいタイプとなりにくいタイプの2つがあると発表された。現在の肥満のタイプとは異なるが、**二の腕に脂肪がたまりやすいタイプ**と、**太ももに脂肪がたまりやすいタイプ**で、**前者を「男性型肥満」、後者を「女性型肥満」としたうえで、男性型肥満の人に糖尿病が多いという研究を発表した**のである。その後、1980年代にアメリカのキセバー博士が、肥満をウエストとヒップの比率で

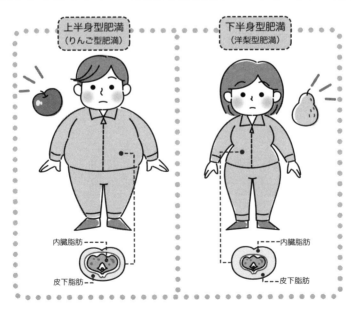

10

分け、ヒップよりもウエストのほうが大きい人を**上半身肥満型**、逆にウエストよりヒップの大きい人を**下半身肥満型**という二種類に分類した。そして**上半身肥満の人に糖尿病が多い**ということを発表したのである。

男性と女性では、体脂肪の分布パターンに明らかな違いがある。**男性の特徴としては、主に腹部の周りにつく「上半身肥満型」と呼ばれ、女性の特徴としては、臀部や大腿部に脂肪が蓄積しやすい「下半身肥満型」を示すことが多い。**特に問題になるのは、上半身肥満型である。上半身肥満型の人は、下半身肥満型の人に比べ、糖尿病、高血圧、高脂血症などの生活習慣病が多いことがわかった。図1-1では、上半身肥満型の疑いがある者の男女の比較である。各年代で、女性よりも男性が高くなっている。

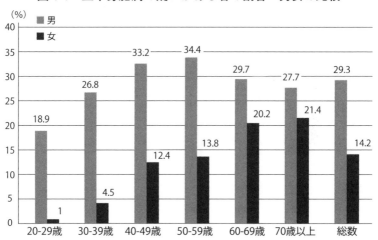

図1-1　上半身肥満の疑いがある者の割合　男女の比較

資料：国民健康・栄養調査平成16年資料よりグラフ化

★❷ メタボリックシンドロームの男女の違い

　男女の身体差はとても大きい。一般的に、男性よりも女性のほうが筋肉量が少なく、筋肉質のがっちりした体型は男らしさの1つとされ、ふくよかな皮下脂肪が女性らしさの1つである。

　図1-2は国民健康・栄養調査平成19年の資料を基にメタボリックシンドロームの疑いのある者の男女の差をみたグラフである。

図1-2　メタボリックシンドロームが強く疑われる者（※1）の割合（男女の比較）

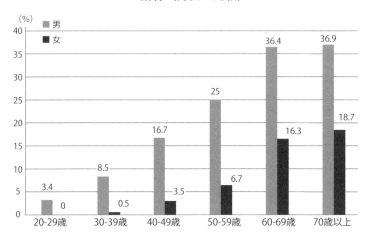

資料：国民健康・栄養調査（平成19年資料）よりグラフ化

　20歳以上で、メタボリックシンドロームが強く疑われる人の割合に注目してみると、男女共に年齢とともに割合が増えていることが分かる。また各年代で女性よりも男性の方が高い。

　メタボリックシンドローム予備軍（※2）を含める40～74

歳でみると、男性の2人に1人、女性の5人に1人が、メタボリックシンドローム（内臓脂肪症候群）予備群と考えられる。

（※1）メタボリックシンドロームが強く疑われる者
　　　（「男性：腹囲≧85cm、女性：腹囲≧90cm」＋表1項目2つ該当）

（※2）メタボリックシンドロームの予備軍と考えられる者
　　　（「男性：腹囲≧85cm、女性：腹囲≧90cm」＋表1項目1つ該当）

❸ 女性の痩せ傾向

「肥満」、「メタボリック」、「ダイエット」という言葉は、毎日のようにメディアで取り上げられ、サプリメントやダイエット器具なども多く出回っている。

次のページにある、女性の年齢階級別肥満者と低体重者の割合をみると、20代の若年層は痩せ傾向にあり、40才前後で逆転する。50代以降の女性は肥満傾向にある（図1-3）。

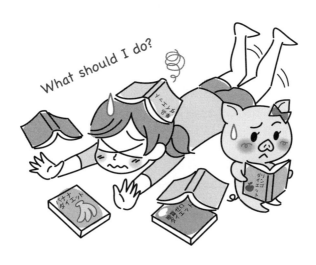

図1-3　年齢階級別（女性）肥満者（BMI ≧ 25）と
低体重者（BMI＜18.5）の割合

肥満者：20-29歳 10.7、30-39歳 13.3、40-49歳 14.8、50-59歳 21.9、60-69歳 21.5、70歳以上 27.1
低体重者：20-29歳 21.5、30-39歳 17.6、40-49歳 11、50-59歳 8.5、60-69歳 10.3、70歳以上 11.9

資料：国民健康・栄養調査平成25年資料よりデータをグラフ化

★4 「男性」と「女性」の体型の違い

　「男性らしさ」や「女性らしさ」といわれるように、男女間には性格やしぐさなどで大きな違いがある。特に身体面では、体脂肪量や筋肉量、身長、体重など大きな違いがある。メタボリックシンドロームを判定する場合も、男女での基準が違っている（**表2-6**）。

　先述したように、男性と女性では、体脂肪の分布パターンに違いがあり、男性は、主に腹部の周りにつく、「上半身型肥満」と呼ばれ、女性は、臀部や大腿部に脂肪が蓄積しやすい「下半身型肥満」を示すことが多い。

また、成長過程においても男女に違があり、身長は8歳頃まで男女ともほぼ同じであるが、8歳を過ぎると女子がわずかに男子を追い抜く時期があり、12歳以降は男子が女子を上回るようになる。

　筋力の増加は、20歳〜30歳頃までに起こり、それ以降は年齢と共に低下する。低下度合いは、20歳代の値を100％として各年齢群の筋力をみると、12歳の男子は50％程度、女子では70％程度ではるかに高い値を示す。女子の筋力の最高値の出現は12〜16歳代と男子より早いが、その値は男子の最大筋力の約60〜65％である。

　筋肉は体重のおよそ40％占め、日常の動作、スポーツ活動に必要な力を生み出している。

　一般的に、女性よりも男性のほうが身体が大きく、力も強い。力の男女差は、筋の横断面積の違いによって決定する。ある研究によると女性の除脂肪量は、男性の4分の3程度あり、部分的にみると腕や腹部は男性の70％程度。大腿部は男性に対して90％前後である（図1-4）。

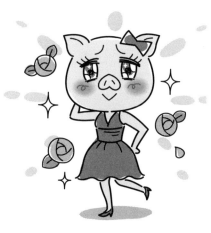

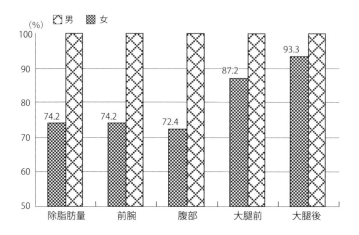

図1-4　部位別の除脂肪量の男女の比較
（男性を100とした場合の女性の割合）

資料：日本人の体脂肪と筋肉分布より改変

　運動などのトレーニングによる効果は、男女とも20〜30歳代でピークに達し、男性の効果は、女性の2倍になる。思春期と中高年では男女差が小さくなる。これは、男子の20〜30歳代は、男性ホルモン（テストステロン）の分泌量が多いことから、筋力トレーニング効果が、男性ホルモンの影響を受けていると推測されている。

女性の肥満に対する意識

　10代、20代の若年層の女性は痩せ傾向にある。図1-5は自分が太っていると自己評価している女性の割合であるが、10代では、普通体重者の70％が自分を太っていると評価している。また、低体重者でも約18％もの人が自分を太っていると評価しているのである。そして図1-6は体重を減らそうとしている女性の割合だが、10代では約70％は痩せようとし、驚くことに低体重者の40％以上の女性も痩せようとしていることである。

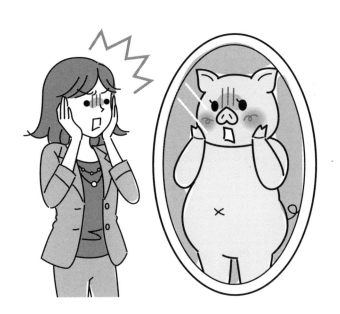

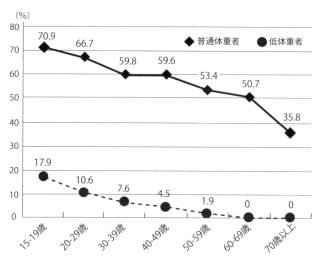

図1-5 太っていると自己評価している者の割合

資料：国民健康・栄養調査平成15年資料よりグラフ化

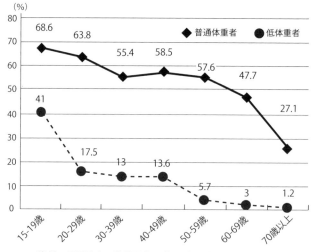

図1-6 体重を減らそうとしている者の割合

資料：国民健康・栄養調査平成15年資料よりグラフ化

第1章 ★★ 女性の肥満のなぜ?

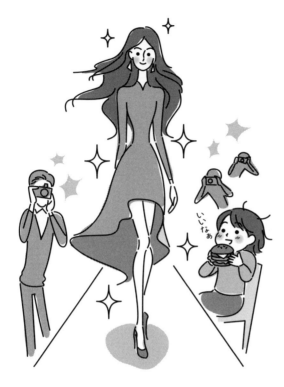

日本の女性は10代、20代を筆頭に痩せ願望が強いということがわかる。これは日本だけではなく、世界でも同じような傾向の国がある。

原因としてあげられるのはメディアに出るモデルや女優たちの影響が大きいのではないだろうか。彼女たちは、特にスリムな体形の女性が多いので、いつの間にか、痩せ願望が強くなっていると考えられる。

アメリカでは、1921年から行われている「ミスアメリカ」を決める大きなイベントがあり、若い女性に大きな影響を与えている。優勝者のBMIを検討した研究では、「ミスアメリカ」の多くが医学的には、痩せ過ぎに分類されていることがわかった。

特に、この痩せ傾向は近年顕著にあらわれるようになり、BMIが18.5以下で、「痩せ」と判定される人が多くなった。イベントの影響を受けた若い女性たちは、"痩せていることは女性にとっていいことである"と認識を強くし、更に痩せようと努力して

いるようだ。

　南太平洋の国のフィジーでも痩せ傾向が強くなっている。

　フィジーでは、元々太っている女性が好まれることが多く、「太ったね」といえば、女性に対してのホメ言葉。逆に、「ほっそりした脚」というのは侮辱に等しいとか。

　つまり、フィジーにおいては肥満体が豊かさの象徴であったにも関わらず、1990年代にアメリカのテレビドラマなどが放映されるようになってから、自分が太りすぎていると感じる女性が増加し、体型に対する考え方が変わったそうだ。そして、拒食症の女子高生は3％程度だったものから15％へと5倍に増加した。

　また、ヨーロッパ圏のイギリスでは、強まる若い女性の痩せ傾向へ対策がとられた。イギリス医学会は、2000年5月、「痩せた女性ばかりがテレビや雑誌を飾る風潮が、若い女性を中心に摂食障害を増加させている」と報告したのである。

　モデル体型を目指して、無理に減量した結果、拒食症になるケースや、反動で過食症になるケースが増えたそうだ。さらに、このイギリス医学会は、イギリス国内の拒食症患者の9割が女性で、15〜20％が20年以内に死亡すると報告した。

　この報告をきっかけに、イギリス政府は同年6月有名ファッション関係者やデザイナー、医療関係者を集め、「ボディ・イメージ・サミット」を開催。ファッション業界関係者に対して、不健康に痩せたモデルの起用を自粛するように求めた。またイギリス保健省は、ファッション業界やマスコミにも、若い女性が拒食症になる人が増えたのはメディアにも責任があるということで、

モデル体格の向上を促す自主規制の制定を求めた。

⑥ 女性ホルモンと脂肪の関係

　女性の身体と女性ホルモンは深い関係にある。女性特有の美しい肌や、しなやかなボディラインは、女性ホルモンの影響を大きく受けている。女性ホルモンは多くの働きを持っているが、特に脂肪の合成に深く関わっている。女性ホルモンのプロゲステロンは、リポ蛋白リパーゼを活性化して、脂肪量、特に大腿部の脂肪を増加させる。リポ蛋白リパーゼは、脂肪細胞から分泌され、脂肪細胞組織中に蓄積する脂肪量を決定する酵素である。プロゲステロンの分泌のない男性はこの酵素の活性が少なくなっている。

　そのため、成人女性の体脂肪率は成人男性に比べて7〜8％高い（図1-7）。この脂肪が多いことは女性の大きな特徴である。

図1-7　成人男女の体脂肪率、体脂肪量の違い

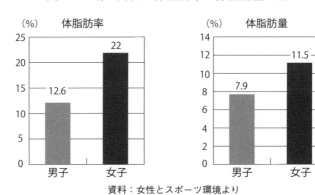

資料：女性とスポーツ環境より

男性と女性は身体的の決定的な違いは、「出産」の有無。これが、大きな違いをもたらしているのである。

　女性が男性より皮下脂肪が多いのは、妊娠中にエネルギー摂取できなかった場合、胎児に栄養が行き届かなくなり、種の絶滅が起こってしまうからだ。このような事態を回避するために栄養を皮下脂肪というかたちで貯えているのだろう。

☆7 女性の体重増加

　女性は一生のうちで太りやすいとされている時期が3回ある。「思春期」、「成熟期（妊娠・出産期）」、「更年期」である。

◆「思春期」◆

　幼児期は、男女とも身体的な差はほとんど見られないが、小学校の高学年頃になると、身体差がはっきりしてくる。それは、思春期を迎える頃、女性ホルモンが卵巣でつくられ、分泌が盛んになることが理由。女性ホルモンの働きにより、皮下脂肪が増えると、女性は特有のふくよかな体型になる。この頃、男子に比べ女子の運動量は少なくなりがちで、体重の増加が起こりやすくなる。

◆「成熟期（妊娠・出産期）」◆

　多くの女性は成熟期になると、妊娠し、出産を行う。この妊娠・出産も太るきっかけとなる。

　妊娠中は、胎児を育てるために無意識のうちにエネルギー摂取が増え、平均10kg程度体重が増えるが、これを超える体重の増

加は、妊娠中毒症や難産の原因となるといわれている。また、妊娠中は、運動量が低下してしまうケースが多いので、体重が増加しやすい。意識的に適度な運動を行うことと食事のコントロールをすることが大切になる。この時期に体重が必要以上に増加すると、出産後も体重が戻りにくい。出産が終わり、授乳期になると、さらに運動量が減り、母乳を出すために食事量も増えるからである。

◆「更年期」◆

　一般的に、女性の40代後半から50代前半は、更年期といわれる時期であり、女性ホルモンの分泌が低下し、排卵の能力が落ち、閉経を迎える。また、閉経後は体重が増加しやすくなる。主な原因は、女性ホルモンの一つであるエストロゲンの分泌が減少し、基礎代謝が低下するからだ。この時期は更年期障害などにより、情緒不安定から過食を招くことがある。

★8 妊娠、出産による皮下脂肪分布の違い

　男性と女性では、体脂肪のつき方に明らかな違いがある。女性は、臀部や大腿部などの下半身に、脂肪が蓄積しやすい。ホルモンの分泌の状態に影響を受ける女性の身体は、特に妊娠・出産期、授乳期に女性ホルモンの変化が著しく起こる。この変化は、体脂肪の分布パターンにも影響を与えている。

　妊娠初期（15〜20週）と妊娠後期（32〜38週）の妊婦の比較をした研究では、妊娠後期の妊婦は大腿部の皮下脂肪厚が妊

娠初期の妊婦に比べ優位に高く、逆に腹部の皮下脂肪厚では、妊娠後期の妊婦に優位に低い値を示したとある。腹部の皮下脂肪厚は胎児の成長にともなう腹腔内体積の増加によって薄くなると考えられている。上腕部の皮下脂肪厚には、大きな差が見られなかったが、大腿部では優位な高い値を示した。この下半身に見られる脂肪の蓄積は、妊娠や出産期の体脂肪分布の特徴である。

　妊娠期に脂肪が大腿部へ蓄積されやすいのは、脂肪の蓄積に関与している、脂肪組織のリポ蛋白リパーゼ活性が上昇するためである。

★9 女性の肥満のリスク

　女性は、過体重でも、低体重でも生殖機能に影響し、月経異常や不妊などのリスクが高まる。

　思春期、成熟期における肥満は特に、月経異常、妊娠力の低下を招き、周産期異常の増加があげられる。

　「肥満」と「痩せ」、どちらにおいても月経異常の頻度は高くなり、通常の28日〜30日を超える長い周期や不規則な周期の女性では、排卵障害や妊娠力の低下がみられるようになる。

　月経周期が長く、不規則になるのは、BMIが22〜23が最も低く、24〜25になると、2倍のリスクになる。さらにBMIが35以上の女性では5倍のリスクとなる。

　また、肥満のタイプによっても月経異常の頻度が変わる。内臓脂肪型肥満の方が、皮下脂肪型肥満よりも月経異常の頻度が高く、

またホルモン異常の割合も高くなる。これらは BMI には差がない。

⭐10 妊娠中の肥満のリスク

妊娠時には、妊娠 20 週までに体重が増加し、過体重となると、出産後にも肥満になりやすいことが指摘されている。

日本産婦人科学会栄養問題委員会では、妊娠時期別の肥満の基準を非妊娠時 BMI24 以上、妊娠中期で 26 以上、妊娠 10 ヶ月で 28 以上と定めている。

また、近年「やせ妊婦」が増加しているが、胎児の体重が少ないこと以外の周産期異常はあまりない。一方で「肥満妊婦」は、妊娠中の合併症や、分娩異常が増加することが指摘されている。糖尿病の合併頻度は、肥満度とともに増加し、帝王切開率や吸引分娩の率も、肥満度とともに上昇することが知られている。肥満者は妊娠前に減量することが重要である。

⭐11 閉経後の肥満のリスク

閉経後に特に問題となるのは、心血管疾患・高脂血症の増加や子宮体がん・乳がんの増加などである。

女性の肥満は、30 代から少しずつ増えて、50 代からその傾向は大きくなる。体重増加は、加齢によるものと考えられているが、DEXA や CT によって内臓脂肪量を検討した研究では、閉経が内臓脂肪型肥満のリスクであることが確認されている。これは、エ

ストロゲンが内臓型肥満を抑制する、あるいはエストロゲンの欠乏が原因となり、内臓型肥満を引き起こすといわれている。

　閉経後の肥満と最も関連の深いがんは子宮体がんである。10kg以上の過体重では、がん発生のリスクは3倍、25kg以上ならば10倍にもなる。これは皮下脂肪型肥満よりも、内臓型肥満の方がリスクが大きいと報告されている。

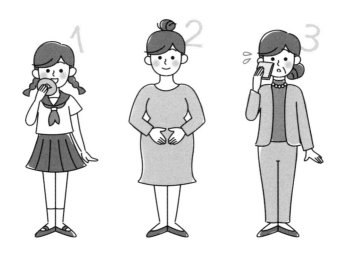

・ポイントチェック

●男性の肥満が問題とさることが多いが、実は女性の肥満も見過ごすことはできない。

●妊娠・出産期、更年期には男性以上に食事や運動のコントロールが必要である。

●女性の場合は肥満だけではなく、「痩せ過ぎ」にも気をつけなければならない。

●肥満によって起こる身体的なリスクもあれば、痩せ過ぎによって起こる身体的なリスクも多いということである。

●女性は見た目の美しさを気にする傾向があるが、まずは自分の健康を考えることが大切である。健康があるからこそ楽しい人生が送れるのではないだろうか。

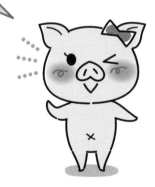

第2章

textbook for diet

肥満のなぜ？

第2章 肥満のなぜ？

★1 肥満の現状

　豊かな社会になり、食べるものには不自由しなくなった。しかし、本当に私たちの食生活は「豊か」になったのだろうか？　生活様式も変化し、仕事を通じて身体を動かすことができた農業中心の社会から、デスクワーク中心の社会へと移り変わり、現代は便利ゆえに身体を動かさなくていい時代となった。

　世界の肥満人口は、2000年に11億人を超えた。経済の発展に伴って、先進国を中心に飽食化が進み、肥満者が増加。日本では特に男性の肥満人口が増加した。生活習慣病も増加し、深刻化している。これらは食事、運動、休養などの生活習慣の乱れ、さらにはストレスなどが原因と言われている。

　日本男性の肥満人口は、平成20年までは増加傾向にあったが、平成25年は20代、70代以上を除き、減少傾向にある（図2-1）。女性は平成25年に20代での肥満者の割合が10％

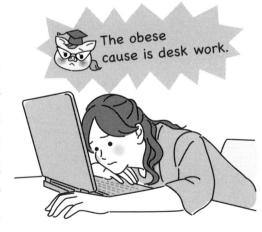

を超え、40代の肥満の減少傾向が目立った（図2-2）

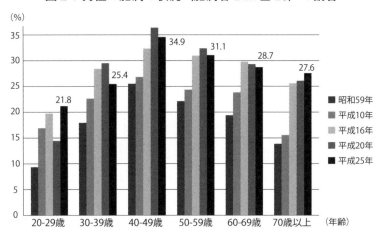

図2-1 男性の肥満の状況（肥満者BMI ≧ 25）の割合

資料：厚生労働省「国民健康・栄養調査」データをグラフ化

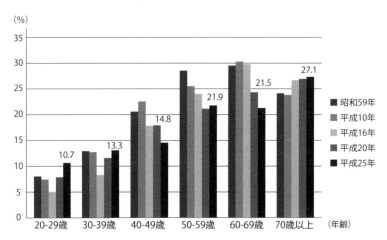

図2-2 女性の肥満の状況（肥満者BMI ≧ 25）の割合

資料：厚生労働省「国民健康・栄養調査」データをグラフ化

肥満の発症には、「遺伝的要因」と「生活環境的要因」の2つが大きく影響している。太りやすい体質や、太りにくい体質は確かに存在し、肥満に関する遺伝子も同定されつつある。しかし体重の増減に大きく影響を与えるのはエネルギーの摂取と消費のバランスである。肥満の発症にはもちろん、肥満の改善にも食習慣と運動習慣が大きく関与している。肥満者の多くはメディア等で流れるいろいろなダイエット法に翻弄されてしまう。あちらこちらに飛びついては、失敗に終わることが多く、拒食症や過食症など、危険な状態を招く恐れもある。このようなダイエット法を試みる一方、運動習慣という基本的なライフスタイルは後回しになっているように思える。良くも悪くも戦後70年の間に、食生活、生活様式は大きく変化したことは事実である。

　食事と健康、運動と健康は切っても切り離せない。ダイエットを行う上で、第一に考えなければならないのは健康である。バランスのよい食事をし、適度な運動をすることが基本である。危険を犯す恐れのあるダイエット法では痩せることはできるかもしれないが、決して健康的に痩せることはできない。

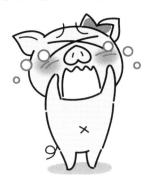

⭐2 肥満の判定とリスク

　肥満とは、単に体重が重いということではなく、体脂肪の過剰をさす。

　成人男性の場合、**体脂肪の割合が体重の 15 ～ 20％、成人女性では 20 ～ 25％ 程度が適正範囲**である。また、肥満の判定基準として BMI(Body mass index) が用いられる。BMI は世界で最も広く使用されている体格指数である。

　日本肥満学会の診断基準では、BMI が 22 になる体重を基本体重としている（表 2-1）。その根拠として BMI が 22 のときに肥満に基づく合併症が少なく、平均余命がもっとも長い。また、BMI が 25 を超えると、肥満と判定される（※ BMI の値が高いと死亡の危険性も高くなる傾向にある（表 2-2））。

表 2-1 肥満度の判定　（日本肥満学会）

判　定	BMI
やせ	18.25未満
正常	18.25～25未満
肥満(1度)	25～30未満
肥満(2度)	30～35未満
肥満(3度)	35～40未満
肥満(4度)	40以上

資料：日本肥満学会

表2-2 厚生労働省コホート研究によるBMIと総死亡率の相対危険度

（BMIが高くなると危険率が高くなるが、BMIが低くなっても危険だ。肥満よりも、痩せ過ぎの状態の方が危険である）

BMI	男	女
14-18.9	2.72	2.38
19-20.9	1.74	1.12
21-22.9	1.42	1,05
23-24.9	1	1
25-26.9	1.11	1.12
27-29.9	1.33	1.31
30-39.9	1.89	1.84

資料：http//metamedica.com

　筋肉や骨が多い人はBMIで肥満と判定される場合があるが、体脂肪が低く出るはずなので、特に肥満の心配はいらない。逆に、体重が適正範囲でも体脂肪が多い、いわゆる「隠れ肥満」は自分でも気づかないことがあるので、注意が必要である。自分のBMIを求めることや、体脂肪を調べることはダイエットに役立つだけでなく健康に生きていくための指標にもなるので、自分に最適な体重、体脂肪を知ることは重要なことである。

　日本人ではBMIが25を越えると糖尿病、高血圧、高脂血症などの合併症の頻度が、正常なBMIとされている22に比べ、2倍以上の高頻度になる。一方で欧米人の場合、BMIが30以上になって初めてこれらの合併症の頻度が2倍になるので、WHOは30以上を肥満としているのである。つまり、日本人は欧米人よ

りも普段の生活から、肥満にならないよう心がけなければならない。

米国では、日本と同様に、ここ10年間で肥満者が増加し、それに伴い有病率が2倍になったという。日本のある生命保険会社の調査では、肥満者は普通体重者に比べ、心疾患、脳血管疾患の死亡率が1.5倍以上であると報告している。

BMIは身長と体重から次の式で求められる。

BMIの求め方

BMI＝体重（kg）÷[身長（m）]²

例）身長170cm　体重60kgの人の場合
60÷（1.7×1.7）＝20.76となる。

★3 太るとは

太るとは、余分なエネルギーが体脂肪となって身体に蓄積された状態のことをいう。食事でエネルギーをたくさん取る人は太りやすい。食事の量が少なくとも、運動不足などで摂取エネルギーが消費エネルギーを上回ってしまえば太ってしまう。

ダイエットを考える上で、大切な事は摂取エネルギーと消費のバランスである。したがってダイエットのためにはまず、自分にとって一日に必要なエネルギー量を把握することが重要となる。(**表2-3**)。

表 2-3 年齢別・性別基礎代謝基準値とエネルギー所要量
[生活活動強度 II（やや低い）の場合]

年齢 (歳)	男		女	
	基礎代謝量 (Kcal/日)	エネルギー所要量 (Kcal/日)	基礎代謝量 (Kcal/日)	エネルギー所要量 (Kcal/日)
15〜17	1610	2400	1300	1950
18〜29	1550	2300	1210	1800
30〜49	1500	2250	1170	1750
50〜69	1350	2000	1110	1650
70以上	1220	1850	1010	1500

資料：厚生労働省の「第6次改訂日本人の栄養所要量」

20歳代の平均的な成人が、一日に必要とするエネルギー量は男性で2300kcal、女性で1800kcalである。このうち基礎代謝としては男性で約1550kcal、女性で約1200kcalが消費されることになる。

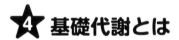

4 基礎代謝とは

基礎代謝とは、**私たちが横になって安静の状態で体温維持や臓器活動などの生命を維持するために必要な最低限のエネルギー消費のことである。**

基礎代謝は一日を通して消費されており、一日のエネルギーの約6割を占めている。基礎代謝の低下はエネルギー消費に大きく影響する。一般に男性よりも女性の方が低いといわれ、男性は15〜17歳をピークに、女性は12〜14歳をピークにその後、年齢とともに低下していく（表2-4）。基礎代謝以外に私たちが

生活を営むうえで、消費されるエネルギーがあるが、活動代謝、食事誘導性熱生産などがそれである。

　活動代謝とは立ったり、歩いたり、お風呂に入ったり、掃除をしたりするときに消費されるエネルギーのことである。普段からたくさん動く人はそれだけ消費されるエネルギーも多いということになる。

　食事誘導性熱生産とは、食事を取った後に額から汗をかいたり、体温が上昇して身体がほてったりする生理現象で、食後に自律神経を介して起こる熱生産である。摂取した食事の質と量により異なるが、食事誘導性熱生産は摂取エネルギーの5～10%にもおよび食後4～5時間ほど続くこともある。

　中高年になると、基礎代謝が下がるゆえに日常の活動代謝も低下する。それにもかかわらず、若いときと同じような食事を取

表2-4　年齢別 男女別基礎代謝量

性別	男性			女性		
年齢	基礎代謝基準値 (kcal/kg体重／日)	基準体重 (kg)	基礎代謝量 (kcal/日)	基礎代謝基準値 (kcal/kg体重／日)	基準体重 (kg)	基礎代謝量 (kcal/日)
1～2（歳）	61.0	11.7	710	59.7	11.0	660
3～5（歳）	54.8	16.2	890	52.2	16.2	850
6～7（歳）	44.3	22.0	980	41.9	22.0	920
8～9（歳）	40.8	27.5	1,120	38.3	27.2	1,040
10～11（歳）	37.4	35.5	1,330	34.8	34.5	1,200
12～14（歳）	31.0	48.0	1,490	29.6	46.0	1,360
15～17（歳）	27.0	58.4	1,580	25.3	50.6	1,280
18～29（歳）	24.0	63.0	1,510	22.1	50.6	1,120
30～49（歳）	22.3	68.5	1,530	21.7	53.0	1,150
50～69（歳）	21.5	65.0	1,400	20.7	53.6	1,110
70以上（歳）	21.5	59.7	1,280	20.7	49.0	1,010

基礎代謝基準値（厚生労働省：2010年版）

っていると、太りやすい条件がそろう。これがいわゆる中年太りであり、このタイプの肥満がとても多いといわれている。

★5 メタボリックシンドローム

　日本の肥満者（BMI ≧ 25）の状況をみてみると、40 〜 50 歳代の男性の 3 割、60 歳代以降で 2 割以上の人が肥満である（図2-1）。

　飽食、運動不足など、生活習慣の乱れによって肥満者が増加した。結果として、生活習慣病が社会的な問題となっている。

　メタボリックシンドロームという言葉が、世の中にかなり浸透している。

　1998 年 WHO(世界保健機関) が肥満と糖尿病を結び付ける概念として最初に定義をまとめた。

　メタボリックは「代謝」、シンドロームは「原因不明で症状や検査値が似ている一群の異常」という意味の医学用語である。「メタボリックシンドローム」とは内臓脂肪蓄積を基盤にして、糖尿病、高脂血症、高血圧が一人に重複する状態をいう。

　先進諸国では肥満者が増加しており、肥満を基盤として、1 人に高血圧、高脂血症など複数のリスクファクターが終結している場合が多くなり、世界では心血管疾患での死亡が 30％を占めるようになった。また近年、中国やインドといった東南諸国でも、心血管疾患が増加していることから、世界的にメタボリックシンドロームとして統一する動きが生まれた。

★6 メタボリックシンドロームの基準値

　日本では内科系8学会から委員が選出され、診断基準の検討が行われ2005年4月8日に日本内科学会総会にて発表された。また同年の4月14日にはベルリンにおいて、International Diabetes Federation(IDF)も同様の診断基準を発表した（**表 2-5**）。

　これは、脂質値、血圧、血糖値の2項目以上が異常で、かつウエスト径の増大で示される内臓脂肪の蓄積を伴うものとした。ウエストを減少させるという誰にでも理解しやすいものにし、国民レベルで予防しようというものである。

表 2-5　メタボリックシンドロームの診断基準

	日本基準	IDF基準
必須項目	内臓脂肪蓄積	中心性肥満
ウエスト周囲径	男女とも内臓脂肪面積≧100cm2に相当 男性≧85cm 女性≧90cm	民族固有の値を用いる
上記に加え以下の2項目以上		
中性脂肪(TG)値 HDLコレステロール値	≧150mg/dL かつ/または <40mg/dL	≧150mg/dL 男性<40mg/dL 女性<50mg/dL
収縮期血圧 拡張期血圧	≧130mmHg かつ/または ≧85mmHg	≧130mmHg かつ/または ≧85mmHg
空腹時血糖値	≧110mg/dL	≧100mg/dL

★7 日本人の寿命

　日本の激しい人口増加が始まったのは、第2次世界大戦後のことであり、1950年の日本の人口は約8300万人であった。

　その後人口は増え続け、2005年には約1億2700万人となった。2008年の1億2,808万人をピークに減少に転じ、2014年は1億2708万人となった。人口の年齢構成は高齢化を示し、65歳以上人口の総人口に占める割合は1950年は4.9％で、2005年では21％と増加している。また平均寿命は1947年には男女とも50歳を越した程度だったが、その後平均寿命は延び続け、2015年に男子が80.21歳、女子が86.61歳である（図2-3）。

図2-3　日本人の平均寿命の年次推移

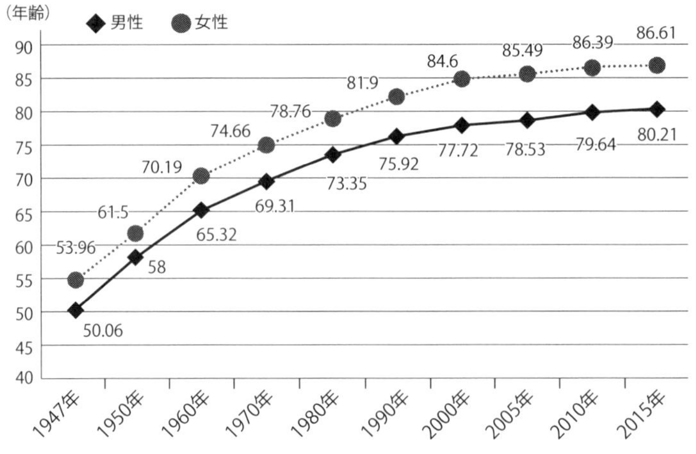

年	男性	女性
1947年	50.06	53.96
1950年	58	61.5
1960年	65.32	70.19
1970年	69.31	74.66
1980年	73.35	78.76
1990年	75.92	81.9
2000年	77.72	84.6
2005年	78.53	85.49
2010年	79.64	86.39
2015年	80.21	86.61

資料：国民衛生の動向より

⭐8 生活習慣病と寿命の関係

　人口の増加、高齢化社会を迎え、死因構造の変化が起こっている。

　戦後、結核をはじめ感染症による死亡が減り、現在では肥満が原因とされている生活習慣病が増加している。

　昭和25年までは、結核が死亡原因の1位を占めていたが、昭和26年には結核に代わって、脳血管疾患が死亡原因の1位を占め、昭和33年には、脳血管疾患、がん、心疾患が上位を占めるようになった。

　悪性新生物(がん)、心疾患、脳血管疾患は、生活習慣病と呼ばれ、死亡数も多く、平成25年を死因順位別にみると、第1位は悪性新生物で36万4721人、第2位は心疾患19万6547人、第3位は肺炎12万2880人、第4位は脳血管疾患で、11万8286人となっている。

　悪性新生物は、一貫して上昇を続け、昭和56年以降死因順位第1位となり、平成25年の全死亡者に占める割合は28.8％となっている。全死亡者のおよそ3.5人に1人は悪性新生物で死亡したことになる。

　心疾患、脳血管疾患は、65歳から年齢を重ねるとともに死亡率の急激な上昇が見られるが、がんは45歳を越えたところから、死亡率の上昇が見られる（図2-4）。心疾患、脳血管疾患は加齢から生じる動脈硬化などが主因で死亡に至ると考えられている。

悪性新生物でも高齢者ほど年齢階級別死亡率は高くなるが、死亡率の上昇は、心疾患、脳血管疾患に比べはるかに早い。

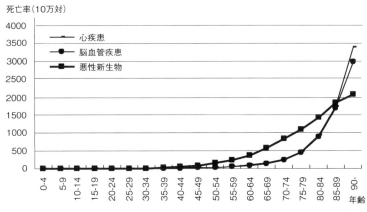

図2-4　年齢階級別死亡率

資料：国士舘大学大学院スポーツ・システム研究科　小野らによる研究

⭐9 老化を考える

　古来より多くの権力者は、人間の最大の願望である不老不死をもとめた。しかし、生物には寿命があり、生物は必ず死ぬという前提があるために老化は避けられない。そして、老化はすべての生物に時間経過にともなって普遍的に認められる。

　しかし、人間の老化には大きな個人差がある。年齢からは想像もつかないくらい元気で、知的機能も正常な高齢者がいるかと思えば、見るからに身体の衰えを示し、知的機能が低下している高齢者もいる。このことは老化は阻止することはできないが、生活習慣の努力によって老化の速度を遅らせることは可能であることを示している。

⑩ 老化による身体の変化

　老化の最大の特徴は、体細胞数の減少と細胞機能の低下であるといわれている。しかし、これだけ医学が発達している中で、未だに老化の原因は何なのか明らかになっていないのである。

　老化現象が顕著に見られるのは、生物の一生のうちで老年期である。

　人での老化現象は個人差はあるものの、一般に40歳を過ぎると加齢に伴い、毛髪、皮膚、歯など外見的な変化があらわれる。白髪があらわれ、または抜け落ちる。顔にはシワができ、歯も抜ける。腹部や、腰部に脂肪が蓄積して、さらに年をとると顔や肩の脂肪や筋肉が落ちてきて老人特有の顔つきになり、椎間板が薄くなって身長が縮んでくる。これらは外から見える明らかな老化現象である。一方で免疫機能、神経機能、循環機能、呼吸機能などの低下が起こる。

　身長は30歳から90歳までの間に男性で2％程度減少するといわれている。

　老化現象は、体内臓器にもみられる。1960年代にソ連の医学者コレンチェスキー氏が臓器の重量が40歳以降に緩やかな減少をすることを示した。しかし、心臓は例外的に増加する。これは動脈硬化、高血圧が加齢と共に頻度が増し、ポンプの役割をしている心臓に負荷がかかり、心臓の肥大を促すからである。また、臓器の重量の減少の程度は異なり、肝臓、腎臓、脾臓などは減少の程度が強く、脳はその程度が低い（**表 2-6**）。

表 2-6　若年者と高齢者の臓器重量比較

	身長(cm)	体重(kg)	脳(g)	心臓(g)	肝臓(g)	脾臓(g)	腎臓(g)	腸腰筋(g)
若年者	-	-	1330	250	1230	140	130	170-180
高齢者※	153	41	1260	350	830	63	105	70

※男9名女10名

資料:「老いと健康」より一部変更

◆消化器系の変化◆

消化器系は、食べたものを消化吸収する人間にとって、健康を維持するために重要な働きをしている。

消化管（食道、胃、小腸、大腸など）は、食べ物を平滑筋の蠕動運動によって送っているが、加齢とともにこの運動が低下する。結果、胃もたれや便秘など起こしやすくなる。その理由は、消化液の分泌量の減少や、小腸機能の低下により、消化、吸収能力の衰え、大腸ではビフィズス菌の減少が起こるからである。

◆呼吸器系の変化◆

肺活量や最大換気量は年齢とともに低下していく。特に45歳を過ぎると急速に低下する。90歳になると最大換気量などは60％も低下する。しかし、肺活量は30歳時の約60％に低下しても日常生活は可能であり、生命の維持には十分である。

また呼吸器系の老化は喫煙者と非喫煙者によって大きく異なり、喫煙者は非喫煙者に比べ老化現象が明らかに若い年齢で起こってくることが明らかになっている。また呼吸器系の罹患率や死亡率も禁煙者は高く、特に肺がんは非喫煙者の10倍にもなる。

◆血管の変化◆

　人は血管とともに老化するといわれるくらい、老化と血管は深く結びついている。動脈は、加齢にともない弾力性を失う。これは、弾力性に富むエラスチンや平滑筋が減少し、伸縮性に乏しいコラーゲンが増加することが原因と考えられている。しかし、その代わりに血管の強度を保つ役割は持つが、血管が弾力性を失い、血管の内壁に障害を生じると高血圧や動脈硬化を引き起こし、それが原因となり脳血管疾患、心疾患などの症状があらわれてくる。

◆体力の変化◆

　一般的に人は脚から老いると言われているが、筋力で最も低下するのは下半身である。脚筋力は老化に伴って急速に低下し、60歳以降では20歳の約半分になる。腕立て伏せや、閉眼片足立ちも、老化による低下が顕著になり、40歳代にはすでに20歳代の半分にまで低下する。握力は老化に伴う低下が最も少ない。

◆脳の変化◆

　脳は加齢よって重量が減少するが、他の臓器に比べると減少の程度はそれほど大きくない。90歳を超えても10％程度でしかない。

　重量の減少は、脳の神経細胞数の減少によって起こり、知的機能と運動機能が最も影響を受けやすい。

⭐ 老化は止めることができるか…

　老化現象の1つに筋力、筋量の低下がある。

　適度な運動を日常生活の中に取り入れることは、老化の速度を抑制させることが可能と考えられており、筋トレ・有酸素運動・ストレッチ（→それぞれの効果的な運動に関しては、第10章を参照）が効果的である。

　老化の原因の一つに活性酸素が挙げられる。この活性酸素が細胞膜や核、ミトコンドリアなどを傷つけ、老化を促進させている。

　この活性酸素を除去することで、老化の進行を遅らせることができるということになる。これには抗酸化物質と呼ばれる成分の摂取が有効であり、代表的なものはビタミンC、Eである。その他、お茶のカテキン、トマトのリコピン、ウコンのクルクミンなどまだまだたくさんある。毎日バランスの良い食事を心がけることが大切になってくる。

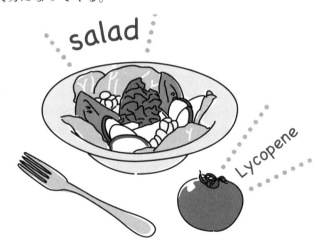

ポイントチェック

● 経済成長とともに農作業などの仕事から、デスクワーク中心の仕事に変化することによって肥満者が増加。

● 肥満者の増加に伴い怪しいダイエット法が蔓延している。

● ダイエットの基本は健康的に痩せることである。

● 標準体重、適正体重をチェックすることが大切。

● BMIの基準値が22の理由を理解する。

● BMIは肥満チェックだけでなく健康チェックにもなる。

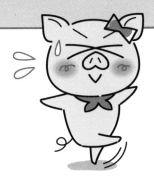

第3章

遺伝と肥満のなぜ？

第3章 遺伝と肥満のなぜ？

⭐1 肥満は遺伝なのか

　生活習慣病という概念は、1996年に「生活習慣病に着目した疾病対策の基本的方向性について（意見具申）：公衆衛生審議会」により導入された。これは、国民に生活習慣の重要性を喚起し、健康に対する自発性を促し、**生涯を通じた生活習慣の改善のために個人の努力を社会全体で支援する体制を整備するため、**これまでの成人病対策として二次予防に重点をおいていた対策に加え、生活習慣の改善を目指す一次予防対策が重視されるようになってきたからである（※）。

　つまり、健康のためには、正しい生活習慣が大事ということである。生活習慣を正すことが、健康を維持増進するために有効である。

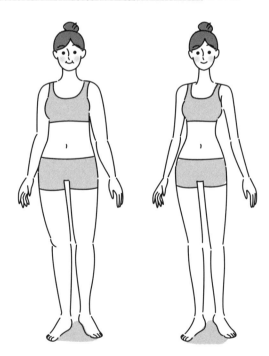

生活習慣病の大きな原因の一つに、肥満があげられ、この肥満対策も、正しい生活習慣で改善できると考えられる。
　しかし、人には体質というものがある。
　肥満でいえば、「太りやすい体質」「太りにくい体質」が存在する。同じ家系や家族内に、肥満者が多いというのは昔から事実としてある。肥満は、遺伝的要因が大きいのか、生活環境的要因が大きいのかといわれることがあるが、両方の要因が複雑に絡み合って肥満は発症するのであろう。

（※）疾病の予防対策には、健康を増進し発病を予防する「一次予防」、疾病を早期に発見し早期に治療する「二次予防」、疾病にかかった後の対応としての治療・機能回復・機能維持という「三次予防」、がある。三次予防対策としてはリハビリテーションを含む医療供給体制の整備が、二次予防対策としては健康検診の普及・確立が中心となる。これに対し、一次予防は、一人ひとりが健康的な生活を自分で確立することが基本となるものである。

★2 摂食中枢と満腹中枢による食欲のコントロール

　人が物を食べる本来の目的は、生命の維持だが、普段そのようなことを考えて食事をする人はあまりいない。
　胃が空になると、胃の周辺に不快感を感じ、胃の収縮が起きる。収縮・拡張すると、それを検出するための伸展受容器が働き、摂食の調節が、すべてこの信号によって行われていると考えられていた時期があった。しかし、胃を支配する神経をすべて切断しても、胃を切除したとしても、動物も人間も空腹感が起こる。このことから、食欲を起こす主な情報は胃以外の部位から送られてい

ることが分かったのである。

　大脳の中心部には、視床下部と呼ばれる場所が存在する。この**視床下部は、自律神経の中枢で、呼吸、体温調節、食欲、睡眠など人間が生きていくために重要な、コントロールを行っているところである。**

　1940年代から50年代にかけ、動物実験が盛んに行われた。脳の視床下部にある、腹内側核（VMH）を破壊したとき、実験動物は異常な過食を示し、体重が増加することを見出した。これが**食欲中枢のひとつ満腹中枢の発見**である。また、肥満中枢破壊動物をつくろうとして、逆に食欲をなくした動物が、ガリガリに痩せてしまったことに偶然気づき、発見したのが**摂食中枢**である。これは視床下部の（VMH）の近くに位置する外側野が破壊されていたために起きたのである。

　このことから、食欲は脳の視床下部の2つの部位でコントロールされているということが下の図から分かった。

図3-1　満腹中枢と摂食中枢の部位

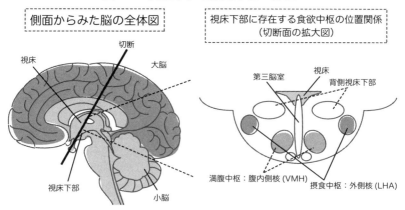

資料：「ダイエットを医学する」より一部改変

それでは中枢が、どのように満腹を感じるのだろうか。まず、食事をすると栄養の吸収が行われ、脳にはエネルギー源であるブドウ糖が到達する。これらの中枢には、血糖などの物質を受け止める受容体があり、濃度が低下すると「空腹感が生じる」。逆にその濃度が上昇すると「満腹感を感じる」ことになる。満腹を感じるレベルが高いか低いかによって、食べる量が随分と変わってくる。つまり、肥満度も変わると考えられる。

　また、レプチンという脂肪細胞から分泌されるホルモンも食欲に関係している。脂肪細胞の数が増えるとレプチンの分泌が促され、血液を通って脳に運ばれ、視床下部の摂食中枢に作用し、食欲を抑制する。そして同時に、脂肪燃焼を促進する褐色脂肪細胞に働きかけるのである。この働きによって、摂取エネルギーと消費エネルギーのバランスを調節しているのである。レプチンやこれを感知する受容体に異常があると肥満になるといわれている。

★3 肥満の遺伝的要因

　親が犬なら子は犬、親が猫なら子も猫であるように、人間も親から子へと、その生物の遺伝情報が伝達されている。

　さらに人間は、血液型、性格、身長、体重なども親の情報が子へと伝達される。細胞の核の中に、DNAという遺伝情報があり、親から子へと伝達される。この遺伝情報の中に、肥満の遺伝情報も含まれていると考えられる。

　肥満体質になりやすいか、なりにくいかは、父親よりも母親の

遺伝情報が影響しているといわれている。母親から受け継がれる肥満体質は、ミトコンドリア遺伝子に関係があり、このミトコンドリア遺伝子は、母親からのみ由来する。

　ミトコンドリアとは、細胞内部に存在し、酸素や栄養分を用いて、体内のエネルギーを生産する役割を果たしている。つまり、このミトコンドリアは「エネルギーを消費することに関係する遺伝子」ということになる。よって、母親から受け継いだミトコンドリア遺伝子の個人差によって、消費エネルギーの差が生じることになり、肥満になりやすいかどうかも決まってくる。しかし、このミトコンドリア遺伝子の差はあくまでも肥満要因の一つである。

★4 肥満と遺伝の調査研究

　肥満は「遺伝的要因」と「生活環境要因」が複雑に絡み合っているといわれているが、肥満は遺伝的要因が強いと支持されている調査研究を紹介する。

　肥満は遺伝か環境かを検討するもので、有名なのが双子の調査研究である。双子を対象に行った研究では、体重に関する双子同士の相関は、一卵性双生児の方が二卵性双生児よりも強く、体脂肪の蓄積部位をみた研究では、一卵性双生児の間で、高い相関が見られた。これらの研究は肥満と遺伝的要因との密接な関連性を示唆している。

　また、アメリカ国立保健研究所で43年間400組以上の双子を調査した研究では、肥満の発症が遺伝的要因により規定されるこ

とを支持する結果であった。

★5 エネルギー倹約遺伝子説

　1962年ミシガン大学のジェームス・ニール氏によって「エネルギー倹約遺伝子説」という考え方が提唱された。これは、食物の供給が不安定だった自然環境の中で生きる動物には、余剰エネルギーを効率よく蓄えて、生存の可能性を最大にする働きを持つ遺伝子の一群が獲得されているという説である。

　エネルギー倹約遺伝子は、単一の遺伝子ではなく、3～4万個あるといわれている食欲の調節、エネルギー消費や活動性、脂質や糖質の代謝などに関係した遺伝子の全てがその候補となる。その候補として挙げられているひとつが、β3アドレナリン受容体の遺伝子である。これは、消費エネルギーに関する遺伝子で、脂肪細胞などに存在し、脂肪分解や熱生産などの働きを持っている。このβ3アドレナリン受容体の遺伝子に異変があると、消費エネルギーが少なくなる。これはひとつの例に過ぎず、β3アドレナリン受容体の遺伝子が「肥満遺伝子」と呼ぶのは誤解を招く恐れがある。消費エネルギーの個人差をもたらす遺伝子異変の候補はたくさん見出されている。

　人間の場合、たった一つの遺伝子の異変を原因とする肥満はまれであり、一般に、肥満は複数の遺伝子異変に、環境要因が加わったときに生じるのである。

ポイントチェック

●肥満には遺伝的な要因は存在するが、その遺伝的な要因を補うための正しい生活習慣を身につけることは大切である。

●食欲は、摂食中枢と満腹中枢によってコントロールされている。

●エネルギー生産の役割をする、ミトコンドリア遺伝子は母親からのみ由来する。

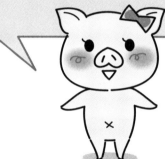

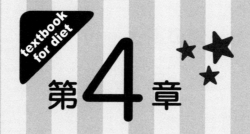

第4章

ストレスと肥満のなぜ？

第4章 ストレスと肥満のなぜ？

1 ストレスの現状

「健康」という言葉がよく使われるが、何をもって健康といえるのだろうか？

WHO（世界保健機構）の健康の定義をみると、「健康とは、肉体的、精神的および社会的に完全に良い状態であることであり、単に疾病または虚弱でないとういうことではない」とある。つまり、**身体の健康、心の健康、社会的な健康がすべて満たされたときが本当の健康状態である**ということであろう。しかし現代社会において、これらすべての健康を満たすことは難しいのではないだろうか。特に、心の問題は悩みやストレスがひとつの要因となっているように思える。

平成25年の国民生活基礎調査の12歳以上の者（入院者は除く。）について、日常生活での悩みやストレスの有無をみると「ある」が48.1％、「ない」が50.6％である。悩みやストレスがある者を性別にみると、各年代すべてにおいて女性が高くなっており、年齢階級別にみると、男女ともに「40～49歳」が最も高くなっている（図4-1）。

図 4-1　性・年齢階級別にみた悩みやストレスがある者の割合
　　　　（12歳以上）

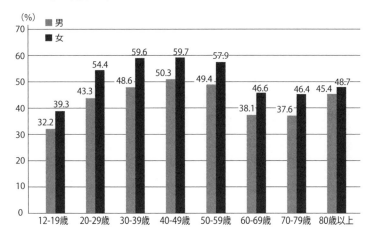

資料：国民生活基礎調査平成25年のデータをグラフ化

　約半数の人が、悩みやストレスを感じていることになるが、その原因をみると、「自分の健康問題・病気」「将来、老後の収入」「収入・家計・借金」の順になっている（**図4-2**）。やはり、自分の健康問題について考えている人が多いようである。

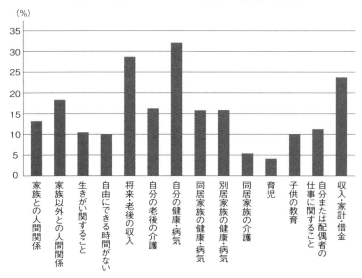

図 4-2 悩み・ストレス内容の割合（総数）

資料：国民生活基礎調査平成 25 年のデータをグラフ化

⭐2 ストレスとは

　ストレスという言葉は、日常よく使われているが、元々は物理学の領域などで使われ始めた言葉である。

　ストレスとは、「ある物体に外力が加わったときに生じる物体のひずみ」という意味である。例えば、ゴムボールを指で押すと、押した部分は凹む。この凹みがひずみである。このようにボールが外力で押された状態をストレスという。また、指でボールに加えられる圧力をストレッサーという。

　このストレスという言葉を医学的、生物学的な面で広めたといわれているのが、ハンス・セリエである。セリエは生体にとって

有害な刺激が身体に歪みを起こすという考えから、刺激をストレッサー、そしてその反応をストレスと名づけた。

本来ストレスとは、障害及び防衛反応の総称であるが、一般的にストレッサーのことをストレスと表現することが多い。

人は生きているうえで、多くのストレッサーを受ける。このストレッサーは大きく三つに分けられる。

一つ目は、生理的ストレッサーで、空腹感、喉の渇き、睡眠欲、過労など。

二つ目は、物理的・化学的ストレッサーで、暑さ、寒さ、騒音、悪臭など。

三つ目は、社会的・心理的ストレッサーで、学校や職場での人間関係、職場での不満、失望や挫折感などである。

現代社会で問題になっているのは三つ目の社会的・心理的ストレッサーである。バブル崩壊後失業率が上がり、それに伴い自殺者の数も増えた。特に30〜50代の男性の自殺の原因は、失業や職場での問題が多い。

⭐3 ストレスと健康

人間は、年齢と共に身体に歪みが出てくる。食習慣、運動習慣によってその進行は早くもなり、遅くもなる。ストレスもその進行に影響を与える要因の一つである。

生体にストレスが加わると、カテコールアミンの分泌量が増加し、心拍数や心拍出量を増加させる。また、末梢血管の収縮、血小板を凝縮させる作用を持っているこのことから、血流に影響を

与えることがわかる。つまりストレスは動脈硬化を引き起こす要因の一つと考えられ、免疫力の低下を引き起こすことも知られている。70分間の運動で、肉体的なストレスを与えたとき、NK細胞（腫瘍化した細胞やウイルスに感染した細胞を区別して、それらを破壊したり、駆除する能力を持ったリンパ球）の活性を調べると、運動後のNK細胞は、ほとんど全員の人が低下したと報告がある。また、卒業試験の最中と、試験終了2週間後にNK細胞を調べた実験がある。これは精神的なストレスが加わるとどうなるかという実験であるが、試験中は通常の値の20～30％低下し、2週間後には数値が上昇したと報告がある。肉体的なストレスでも精神的なストレスでも、免疫力の低下が起こるということである。その結果、病気などに対する抵抗力が弱くなると推測できる。

　また、ストレスは副腎皮質ホルモンの分泌が盛んになり、コルチゾールが増える。これは肝臓に働きかけ、肝臓に貯蔵されているグリコーゲンを血中に促す作用がある。したがって血糖値が上昇する。このことからもストレスは糖尿病にも関係することが考えられる。

★4 ストレスと肥満の関係

　人間の食欲は、脳の視床下部にある肥満中枢と空腹中枢によってコントロールされている。

　食欲の調節には、多くの神経伝達物質やホルモンが関与しており、心理的、社会的因子によって大きく影響を受ける。動物実験

でも、外的な過度なストレスを与えると、食欲の低下が起こり痩せてしまう。軽度のストレスを与えた場合は、食欲の亢進が起こり、肥満が引き起こされる。これは人間でも同様だ。例えば、身内の突然の死、離婚、破産、極度の疲労など強いストレスが加わった場合、食欲が低下し、体重の減少が起こる。職場や学校でのストレス、様々な対人関係のストレスなど日常的なイライラの場合は食欲亢進が起こり、肥満になることが多い。「やけ食い」「気晴らし食い」に代表されるように、心理的ストレスが過食を引き起こすこともある。特に肥満女性は、甘いものを食べることによって、精神的空虚感を癒そうとする傾向が強いといわれている。

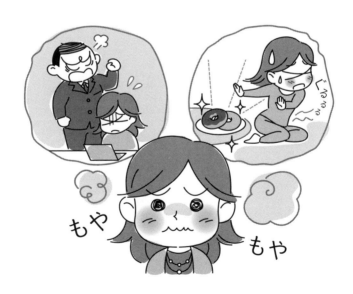

⭐5 ストレス対策

　ストレスは、悪者とみられがちだが、必ずしもそうとは限らない。お酒も適度であれば心身に良い影響を与えるように、ストレスも適度ならば、人生の活力になる。しかし、ストレスはその人の年齢、性別、環境などによって違ってくるので、一概に良いストレス、悪いストレスというように決め付けることはできないが、自分の中で過度なストレスを知ることは重要である。

　無意識に「疲れた」「やめたい」など負の発言をしているときはおそらく、ストレスが過剰になっていると考えられる。

　このようなときには、自分なりのストレス解消法をみつけ、ストレスの発散をすることが大切である。

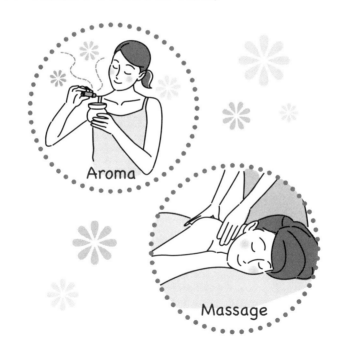

最近はストレス社会になったからか、癒しの時代ともいわれている。アロマテラピー、エステティック、岩盤浴などさまざまな癒しの場がある。このような施設を上手に使うこともストレス発散に一役買ってくれるだろう。

⭐6 ストレスと上手に付き合う

　最近では、「生涯教育」や、「ゆとり教育」が謳われるようになった。しかし、多くの日本人は、この競争社会を生き抜くため、幼児期から英才教育や受験勉強、社会に出てからは出世競争など、多くのストレスを受けているように感じる。

　生きていく中で、逃れることのできない人間関係の複雑さ、高齢者になると老後の不安も増え、人間は生涯を通してなんらかの不安を感じている。このようなことが重荷となって人間に圧し掛かってくる。

　我々人間は、空腹になると食を求め、疲れたときは休息をとろうとする。寒い時は、暖かいところを求め、逆に暑い時は涼しいところを求める。

　不安など、精神的なものからくるストレスや、必ず生体にかかってくるストレス。いろいろなタイプのストレスが存在する。

　人間は生きていく上で、ストレスとは必ず付き合っていかなければならない。大切なのは、そのストレスと上手く付き合っていく方法をしっかりと見つけることであり、健康に長生きするための秘訣なのではないだろうか。

ポイントチェック

●身体の健康、心の健康、社会的な健康がすべて満たされたときが本当の健康状態である。

●若干ではあるが、男性よりも女性の方が自分の健康について悩みやストレスを抱えている人が多い。

●軽度のストレスを与えた場合は食欲の亢進が起こり、肥満が引き起こされる。

●肥満女性は、甘いものを食べることによって精神的空虚感を癒そうとする傾向が強い。

●人間は生きていく上で、ストレスとは必ず付き合っていかなければならない。

●ストレスが過剰になっているときは自分なりのストレス解消法をみつけストレスの発散をすることが大切である。

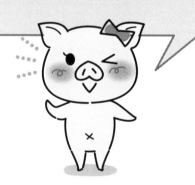

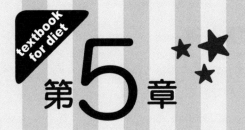

第5章

睡眠と肥満のなぜ?

第5章 睡眠と肥満のなぜ？

★1 睡眠とは

　「寝る」ということは、「食べる」のと同じように人間にとって大きな楽しみである。

　仕事や勉強で徹夜をし、寝不足になると、その日1日、集中力がなく、仕事も勉強もはかどらなくなった経験はないだろうか？

　普通、「睡眠」は、ある程度進化した多細胞生物だけに存在すると考えられている。

　動物が進化し、身体のつくりが複雑になり、脳が発達した。脳は、身体のすべての働きを調節している特殊な器官であり、この脳の働きが生命の維持に関係する。人間の生命を担う、脳を休ませるために睡眠が生じた。

　人間は日中に活動し、夜に眠る動物である。しかし、1879年にエジソンのタングステン電球の発明により、屋内照明の普及が進んだことで、夜でも昼間と同じように生活が送れるため、現代では昼夜逆転している人も多くなった。このような生活が、ストレスを生み睡眠に影響を与える。

　睡眠は、神経系、免疫系、内分泌系などの機能と深く関わっていることから、人間には絶対欠かせないものである。

　近年、睡眠が健康に影響を与えるとされ、生活習慣病とともに研究が進められ、注目されている。

⭐2 睡眠の周期

　人間を含め、ほとんどの動物は朝になると目覚め、日中に活動し、夜になると睡眠をとる。これが1日の平均的な周期である。体温は朝方が低く、午後2〜4時に最高になり、その後少しずつ下がる。血圧も同じような周期を刻む。また、副腎皮質ホルモンは朝起きて1〜2時間後にピークをむかえ、脳下垂体から分泌される成長ホルモンは、夜寝ている間にピークをむかえる。このような周期は、人間の生命維持、種の保存のために行われている。

　これらの周期の元をつくっているのは、体内時計であり、その基本になっているものは太陽の光である。本来人間の体内時計の周期は25時間といわれ、それを太陽の光によって24時間に修正されている。

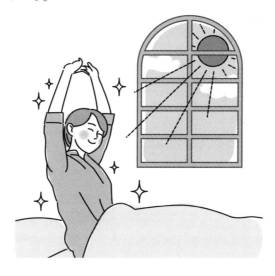

人間の生体に周期があるように、睡眠にも周期がある。**「レム睡眠」と「ノンレム睡眠」の2種類によって睡眠が行われる。**レム睡眠とは、睡眠中に眼球が急速に不規則に早く動く睡眠である。身体はぐったりしているのに、脳は覚醒に近い状態になる。この状態のときに人は夢をみているといわれている。

　ノンレム睡眠は、睡眠中に眼球が緩やかにリズミカルに水平に動く睡眠で、いわゆる深い眠りのことである。健康な成人ではこれらの2種類の眠りが約1.5時間の単位で、一晩の眠りの中で4〜5回繰り返す。

　眠りにつくとすぐにレム睡眠に入る。うとうとした後で眼球の早い運動があり、手や足はまったく緊張がなく、筋肉の力が抜け、心拍数や呼吸数が多くなる。時間にすると10〜15分程度である。その後、ノンレム睡眠に移り、深い眠りに入る。そして再びレム睡眠が訪れる。レム睡眠は始めが短く、回数を追うごとに長くなっていく。朝方には40分くらいになり目覚めやすくなる。

⭐3 睡眠と健康

　健康の基本は、「運動」「栄養」「休養」の3つである。**適度な運動、バランスのとれた栄養補給、適切な休養の3つのバランスが整うことで初めて健康になれるのである。**しかしながら、運動と栄養ということには注目が集まっているが、休養ということにはあまり注目されていない。**「休養」は、肉体的な疲労の改善、精神的なストレスの解消も行ってくれることで、明日への活力の源になる。**その最も重要なのは、人間が一日の中で4分の1か

ら3分の1を費やす睡眠である。

アメリカの100万人の調査研究では、1日の睡眠時間が7時間の人が最も長生きし、睡眠時間が4.5時間以下の人がもっとも低く、次に低かったのが9時間以上の長すぎる睡眠であると報告している。

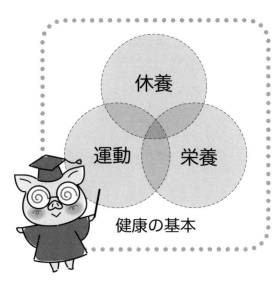

では、人は眠らないとどうなるのであろうか。

1964年、カリフォルニアの17歳の青年が264時間（11日）の断眠をしたという記録があり、これが最長記録といわてれている。

断眠実験の結果によると、断眠2、3日目より、疲労感、吐き気、集中困難が起こり、5日目頃には運動障害、記憶障害といった症状が現われ、10日目には思考が断片化し、幻想を感じるようになるということである。しかし、肉体的には8～11日の断眠を行っても、血圧、心拍は正常であった。

★4 睡眠と肥満の関係

　昔から「寝る子は育つ」とよくいわれる。睡眠中の特に深い眠りのときに、脳下垂体から成長ホルモンが分泌される。この成長ホルモンは骨の成長を促すので、よく寝る子は成長が促進されるのである。

　成長ホルモンは、人の成長にのみ、焦点をあてられがちだが、代謝に関する役割も担っている。脂肪の分解、たんぱく質の合成の促進、その他もろもろの代謝に関係し、身体のバランスを保つ役割をし、健康のために働いているのである。**特に、脂肪分解作用があることから、ダイエットにも効果的とされる。**

　成長ホルモンは、人間の体内時計にしたがって分泌時間がコントロールされているが、1番多く分泌されるのは入眠後の深い眠りのときといわれる。深い眠りに就くことは疲労回復、体調の維持や向上に効果的である。

　また、睡眠中に成長ホルモンが分泌されると、肌の細胞分裂が

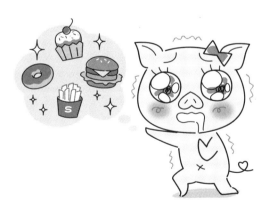

盛んに起こり、新しい肌がつくられる。つまり良質の睡眠をとることで、老化現象を抑え、美肌や健康にもよくいつまでも若々しくいることが可能になる。

⑤ 睡眠不足と肥満の関係

寝不足は、食欲を増加させるといわれている。日中に眠気が残っていると、食べるという刺激を脳に与えることによって、脳を起こすことができるからだ。そのため間食が増えたり、糖分の多い飲み物を飲んだりすることが多くなる。結果として、エネルギー摂取が増え、体重が増加してしまうのである。

また、眠りが浅いと成長ホルモンの分泌が低下する。

睡眠時無呼吸症候群の人（以下で詳しく説明）は、いびきと無呼吸によって深い眠りができず、成長ホルモンの分泌量が通常の30％にまで減少することがあると報告されている。

成長ホルモンの脂肪分解の能力は、平均的な体格の人で1日あたり300kcal程度である。この成長ホルモンの分泌量が、通常の30％になるということは1日あたり約200kcalの脂肪が分解されないという計算になる。これが1ヶ月続くと約1kg体重が増えるということになる。

逆に深い眠りが得られれば、成長ホルモンの分泌が十分行われ、脂肪の分解も行われる。質のよい睡眠をすることが、効果的なダイエット法ともいえるであろう。

★6 睡眠時無呼吸症候群
(sleep apnea syndrome：SAS)

　睡眠が健康に影響を与えるとして、注目され始めたのは1990年代のアメリカである。その後、主に睡眠障害と生活習慣病についての研究が進められ、睡眠が健康に大きな影響を与えることが明らかにされてきた。

　睡眠時無呼吸症候群（SAS）は、10秒以上続く無呼吸が1晩（7時間以上の睡眠中）に30回以上、もしくは睡眠1時間に平均5回以上起こると定義されている。

　SASをひき起こす主な要因である「いびき」をかく人は中高年男性の6割もいるといわれ（日本全体では2000万人）そのうちSAS患者は300～500万人ともいわれている。有病率には著しい男女差があり、女性の有病率は男性の8分の1である。また、SAS患者の70～80％に肥満の症状がみられる。肥満によって上気道が狭くなりやすいためである。

　表5-1 ※SASの主な症状としては次のことがあげられる。

- いびきがしばらく止まり、大きないびきで呼吸が回復
- 寝つきはよいが、熟睡感がない
- 睡眠中に息苦しくなり目覚めることがある
- 夜中によくトイレに起きる
- 起床時に眠気、だるさ、頭痛がある

☆ 睡眠と健康調査

　総務省が5年ごとに実施する、平成23年社会生活基本調査によると、日本人の平均睡眠時間は7時間42分。

　また、2011年のOECD（経済協力開発機構）の国際比較調査では、平均男性8時間15分、女性8時間24分。これが日本は睡眠時間は男性7時間41分、女性7時間36分と最下位となっている。

　睡眠には個人差があり、一概に何時間がよいとはいえないが、この調査報告をみるかぎり、もう少し日本人は睡眠に時間をかけてもよいのではないだろうか。

　厚生労働省の3～99歳の約6500名を対象に行った睡眠に関する調査では、問題を抱えて困っている人は女性約20％、男性約19％であった。

　また、最近は都市部で勤務している人の不眠が増加しており、不眠の問題は先進国に共通した社会問題となっている。

　不眠には様々な原因があるが、ストレスもその原因の1つである。ストレスは不眠だけではなく健康障害をもたらす。

　現代社会において、ストレスは切っても切り離せないものかもしれないが、自分なりのストレス解消法を見つけることが大切である。エステティックなどのリラクゼーションや、適度な運動もストレス解消の一つになるのではないだろうか。

▶ **ポイントチェック**

●睡眠は神経系、免疫系、内分泌系などの機能と深く関わっていることから、人間には絶対欠かせないものである。

●「レム睡眠」と「ノンレム睡眠」の2種類によって睡眠が行われる。

●健康の基本は「運動」「栄養」「休養」の3つである。

●成長ホルモンは、代謝に関する役割も担っている。脂肪分解作用があることから、ダイエットにも作用する。

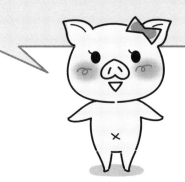

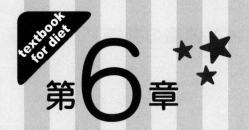

第6章

体温と肥満のなぜ？

第6章 体温と肥満のなぜ？

★1 暑さと健康の関係

　夏を迎えると、「夏だから痩せなければいけない」と多くの人はダイエットを試みるようになる。

　女性は二の腕、お腹、太ももなどいたるところを気にし、男性はぽっこりしたお腹を気にする。プール、海などの行楽地へいくと水着になることも多い。他人の目が気になってしまうのだろう。

　夏になると、急にダイエットを始め、焦ってダイエットを意識し、過度な食事制限をする人もでてくる。その結果、痩せることはできても、健康的に痩せることができず、体調不良を起こす人も多い。

　もともと、夏は体調を崩しやすい時期である。気温が高くなり、大量の汗をかくと、身体への負担が大きくなり、いつもより疲労を感じるようになる。また、夏は熱帯夜が多くなるため睡眠不足になりやすく、生活のリズムも乱れがちになる。さらに冷房も体調を乱す原因である。屋外と屋内の温度差が大きくなり、出入りを頻繁に繰り返していると、自律神経の働きが鈍り、体温の調節機能にも影響が出て

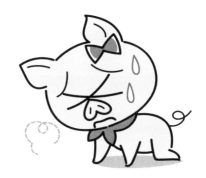

体調不良を起こすことになる。夏の体調管理は難しい。ダイエットをする人はなおさら暑い時期は注意が必要である。運動はエネルギーを消費するために重要であるが、たくさん汗をかいたり、疲れやすかったりするので、栄養・水分補給をよく考える必要があるだろう。また、睡眠など休息もしっかりとりたいものである。

★2 暑熱環境下での体温調節のしくみ

　人が裸でじっとしている時に、寒くも、暑くも感じない気温は29.5度程度といわれ（個人差あり）、この温度は人が快適と感じ、エネルギーの消費も少ないといわれている。これ以上に、気温が上昇すると、皮膚の血管が拡張し、皮膚血流量が増加し、皮膚の表面の温度が上がり、皮膚からの熱放散が増加する。

　気温が高い中で、運動をして、産熱量が著しく高くなると、皮膚の血管拡張による熱放散だけでは体温調節ができなくなる。そして発汗が起こる。汗が出て、これが皮膚表面から蒸発すると、多量の気化熱を奪うので体温上昇を防ぐことができる。

　人は、通常生命を保つために深部体温が約37度に保たれている。人体が耐えられる体温の上の限界は約42度といわれている。この状態が長く続くと生命の維持が難しくなる。

　暑いときや、運動中には、このような体温調節機構が働くことが必要であり、この働きがうまくいかないと、体温が異常に上昇し、やがて倒れてしまう。

　人間は、環境に適応する能力を持っている。例えば、夏の暑さ

にさらされると、それに適した体温調節機能の変化が起こり、夏が過ごしやすくなる。特に発汗機能の適応は、夏の暑さに慣れるにしたがって活動が増加する。

発汗機能の適応は、1～2週間程度で起こるといわれている。

★③ 暑熱環境下での運動

夏は汗をかくので、「ダイエット」のためにスポーツを必死に行う人がいる。しかし、暑い時期はスポーツ中の熱中症など危険にさらされる人は決して少なくはない。

熱中症は、体温の異常な上昇、循環不全、水分、塩分の異常などが関与すると言われており、気温や湿度、運動強度などの環境が発生の要因となる。

日本の夏は、湿度が高くなることが多い。熱中症は暑い野外で起こるという印象があるが、屋内での発生も少なくない。

暑熱環境下での運動は、水分摂取を行いながらでも体温の上昇を招き、1時間程度運動をすると約1.5度上昇する（図6-1）。

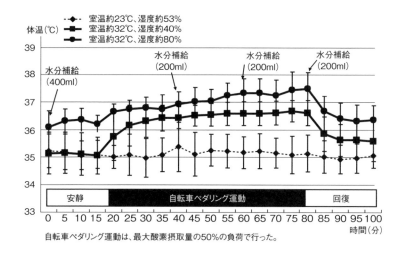

図 6-1　環境条件の違いによる運動での体温変化

資料提供：国士舘大学大学院スポーツ・システム研究科　斉藤らによる研究

　高温の環境では、体温の上昇に伴い発汗量も増加し、体重の減少も見られる。室温が同じでも、湿度の高いときの運動は湿度の低いときよりも発汗量が多くなり、運動終了時には体重の1.5%程度の減少がみられる。運動を終了しても発汗は続き、運動終了20分後には約2%の減少が見られる（図6-2）。

　発汗は、身体の水分の喪失を意味し、水分摂取がなされないと脱水状態になる。また汗の中には、ナトリウムイオンをはじめとする電解質が含まれており、大量の発汗は体液中の電解質の喪失をきたしてしまう。脱水が起こると、発汗などによる体温調節機能を抑制してしまうことになる。

運動時の体温調節が効果的に行われるには、適当な電解質を含んだ5～15℃のスポーツ飲料などを定期的に摂取がすることが重要である。また、定期的な水分摂取は、運動中の熱中症などの発生のリスクを抑えることにもなる。

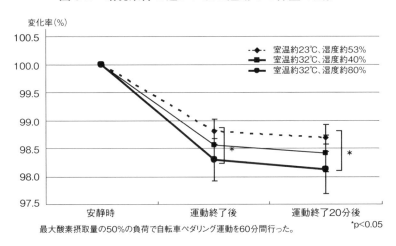

図6-2　環境条件の違いによる運動での体重の減少

最大酸素摂取量の50％の負荷で自転車ペダリング運動を60分間行った。
*p<0.05

資料提供：国士舘大学大学院スポーツ・システム研究科　斉藤らによる研究

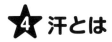 汗とは

　現代社会では大気汚染、水質汚染、食品汚染などが進み、健康を害するものが生活の中にあふれている。それらが何らかの方法で体内に取り込まれ、健康を害してしまうこともある。
　「デトックス」という言葉が定着してきているが、これは身体にとって不要なものを体外に排出しようということである。

そのひとつの方法として、スポーツ、サウナ、岩盤欲などで汗をかく人が多いと思うが、汗をかくことで身体にいろいろな生理学的変化が起こる。

汗は、皮膚の付属器官である汗腺から分泌される。エクリン腺、アポクリン腺と２種類あるが、人の汗腺はほとんどがエクリン腺で、全身に分布しており、通常汗をかくというときはこの汗腺を示す。

私たちは、暑い時にちょっとでも動くと汗をかく。さらに暑い環境にさらされると、じっとしていても汗をかく。夏になると汗をかき、肌がベタベタになるので、悪者扱いされがちである。「汗が出なければ、常に肌はサラサラ。どれだけ快適に過ごせるだろうか」と、特に女性は強く思うのではないだろうか。しかし、もし暑い時に汗がでなかったらどうなるだろうか？

人間は、身体内で発生した熱が体外に放散されないと、体温は１分間に 0.1℃上昇し、30 分で 40℃に達してしまう。

もし暑い時に汗が出なければ、体温はどんどん上昇して、最終的には熱中症になり、命を落とすことになる。人間は汗をかくことで体温が上がるのを防いでいるのである。

昔、金粉を全身に塗ると皮膚呼吸ができず、死んでしまうという説があったが、ミミズのような下等動物は皮膚呼吸だけで生き、カエルはかなりの比率で皮膚呼吸をしている。しかし、人間は皮膚での呼吸はほとんど行われていない。本当に死んでしまうとすれば、皮膚呼吸ができず窒息死するのではなく、汗の出口である汗孔がふさがれてしまって汗が出せず、熱中症を起こして死んでしまうのである。

汗の99％は水分で、残りの1％にはナトリウム、カリウム、アンモニア、尿素、乳酸などだが、その中でも多いのはナトリウムだ。汗は薄い食塩水のようなものであり、汗をかいたあとそのままにしておくと、汗の水分だけが蒸発して塩分のみ残るのでなめるとしょっぱい。

　その他、金属類も排出される。マグネシウム、マンガン、亜鉛、銅、鉛、銀、金、カドミウム、コバルト、水銀なども微量にみとめられる。これらの金属は、汗の量が増えると、尿中へ出ていく量よりも汗中に出ていく量のほうが上回る（ただし亜鉛をのぞく）。

⭐5 サウナ浴の生理学的変化

　サウナにはいろいろ種類があるが、一般的に低温多湿型、高温低湿型に分類される。日本の温泉地に行くと、蒸し風呂、洞窟風呂などもあるが、これもサウナの一種である。

　サウナ浴は、温熱効果による抹消循環の改善、代謝の亢進、発汗による老廃物の排泄、四肢筋、関節を和らげるなど医学上有用な効果があるとされている。最近はストレス発散、美肌、健康増進などの効果があるとされ、多くの年齢層で普及している。

　サウナ浴は、様々な生理学的変化が起こる。サウナの種類によって生体反応は違ってくるが、多くの実験では血圧の上昇、心拍数の増加（図6-3）、皮膚温、鼓膜温（図6-4）の上昇、体重の減少などいろいろな変化がみられる。

ドライサウナとミストサウナの違いをみた実験では、皮膚温、鼓膜温の上昇発汗量はドライサウナの方が大きく、温熱負荷が大きい。つまり心臓への負担も大きくなると考えられる。ミストサウナは、血管拡張や発汗が効率的に行われ、比較的、温熱負荷が少なく循環器系への負担も少ない。ドライサウナとミストサウナでは基本的な生理的変化は同じだが、生体への負担のかかり方が違う。場所によっていろいろな温熱方法が存在するが、その温熱方法の特性をしっかりと把握し理解することが大切である。

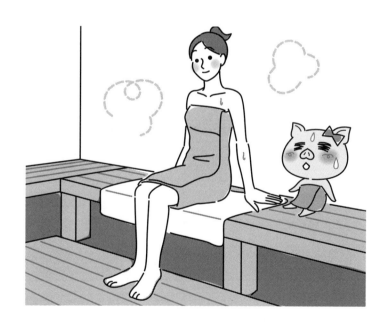

図 6-3　サウナ浴による心拍数の変化

（ボックスタイプのサウナ（顔が外に出るタイプ）で 70～80 度で 20 分間サウナ浴を行った）

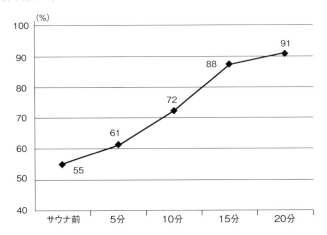

資料提供：国士舘大学大学院スポーツ・システム研究科　小野らによる研究

図 6-4　サウナ浴による鼓膜温の変化

（ボックスタイプのサウナ（顔が外に出るタイプ）で 70～80 度で 20 分間サウナ浴を行った）

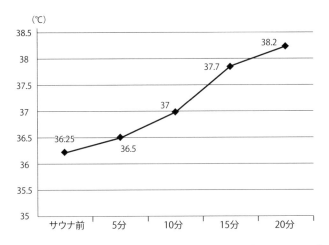

資料提供：国士舘大学大学院スポーツ・システム研究科　小野らによる研究

⭐6 汗とダイエット

　人体の水分量は、成人で約60％である。

　一般的な生活での水分摂取量はおよそ2.5ℓ／日であり、損失量もおよそ2.5ℓ／日で身体の水分量が保持されている（**115ページ 図7-4**）。

　運動をした場合や、気温が高いときは、水分の損失が増えるので、発汗に相当する水分摂取をしなければならない。汗をかけば痩せられると思い、通気性のない衣服で身体を包んだり、ラップを部分的に巻き、汗をかき、痩せた気になる人がいる。

　先述したように、汗をかけば、その直後は確かに体重が減る。しかし、これは身体の水分を失って脱水状態になっているだけであり、痩せるということとは基本的には別である。これはむしろ、出た汗の蒸発を妨げることになり、その結果、体温が上昇してしまい、熱中症などを引き起こす可能性もある。

　汗の成分は、99％が水分である。ダイエットとは、体脂肪が減るということであり、決して水分を減らすことではない。体脂肪を減らすためには、身体を動かし、消費エネルギーを増やし、摂取エネルギーを上回る方法以外ない。特に運動によってのエネルギー消費は、その大部分が熱となって、その熱を体外に逃がすために汗をかく。汗をかいて痩せるというのは、あくまでも運動の結果であり、汗がでることによってダイエットできるというわけではない。

ポイントチェック

●汗の水分は99％が水分である。ダイエットとは、体脂肪が減るということであり、決して水分を減らすことではない。

●夏のダイエットは体調を崩しやすいので、気をつけなければならない。

●熱中症は、体温の以上な上昇、循環不全、水分、塩分の以上などが関与する。

●サウナ浴は、温熱効果による抹消循環の改善。代謝の亢進、発汗による老廃物の排泄、筋や関節を和らげる。

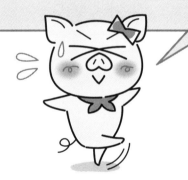

コラム 1

夏の栄養補 ……………………………

　夏は暑さで食欲が減退しやすい時期である。身体に必要な栄養補給もおろそかになり、その結果、「夏バテ」になる。

「夏バテ」によいといわれるのがニンニクである。

　古代エジプトでは、ピラミッドの建設に従事した労働者たちへニンニクが定期的に配給されていたという。そのおかげで過酷な労働に耐えられたともいわれている。

ニンニクに含まれる、アリシンという成分には疲労回復作用が認められている。ニンニクは、単体で食しても、夏バテへの効果が高いといわれるが、豚肉、鰻、枝豆などのビタミンB1を多く含む食品と一緒に摂るとより効果的である。これには糖質を分解してエネルギーを生産し、疲労物質の蓄積を防ぐ働きがあるからである。水溶性のビタミンB1はそのまま摂取すると、腸管から一定以上は吸収されないといわれているが、アリシンと結合すると脂溶性のアリチアミンという物質に変化し、吸収が高まる。

　バランスのとれた食事が基本であるが、暑さで疲れやすく、汗をたくさんかくこの時期は、特にしっかりとした水分補給が重要である。また、食べ方にちょっと工夫をすることで、疲労回復、夏バテ予防になるだろう。

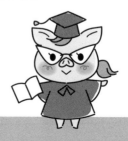

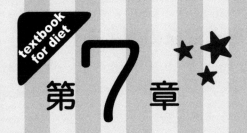

第7章
食生活と肥満のなぜ？

第7章 食生活と肥満のなぜ？

1 食事と健康の考え方

　健康の原則は、身体の欲求に従うことである。疲れたときは休養をとり、眠いときは眠り、お腹がすいたときは食べる。単純なことであるが、現代社会の中ではなかなかできないのも現状であろう。

　最近、「健康」について、メディアでさまざまに報じられ、一般の人々には高い関心が抱かれるようになった。これまでの健康問題は、早期発見、早期治療であった。しかし、現在は予防医学の重要性が意識され、日頃から健康を維持し、病気を予防することが大切であると強調されている。

　アメリカでは、各自が疾病予防に積極的に取り組んでいる。医療保険の加入は個人意思に任されており、保険はすべて民間会社で行われている。日本のように、国が面倒を見るのではなく、どの程度医療保障を得るかは各自の責任において決めるという仕組みである。つまり、アメリカは日本とは違い、病気になると高額な医療費や保険料が必要となるのである。日本でも最近は、運動、食事の重要性が謳われるようになり、特に「食べる」ということについての関心が高いと感じる。

　「食べ物が身体をつくる」誰もが知っていることだが、人間に

とって食物は生命や健康を維持するために必要不可欠。健康な身体で活動するためには消費するエネルギーに見合う栄養補給をしなければならない。しかし近年は、栄養過多による肥満者も多い。食欲の本能に流されたり、偏食したり、食事時間が不規則なことが主な原因と考えられる。これらは、肥満の原因でもあるが、健康を害する原因にもなる。食習慣、食事内容、食事の摂取の仕方で、健康は左右されるのである。

★2 食物摂取と肥満の関係

　かつては太っている男性、いわゆる肥満者が権力と富の象徴であった。現在でも、太っていることは「貫禄がある」などといわれ、社長や管理職を想像する人もいるのではないだろうか。

　貧困の時代には、太っていることは、飢餓に耐えるのに最適な身体であった。しかし、現在の日本では貧困に耐えるということがほとんどなくなり、肥満は糖尿病や、高血圧、高コレステロール血症などの発症率が標準体重者に比べ、リスクが高く、健康には不適切といわれている。また、外資系の企業を中心に太っていることは、「自己管理ができていない」などといわれ、出世に影響することもあるようだ。

　肥満改善のために、痩せようと試みる人が多くなっていると感じる。最近ではメンズエステも増えており、男性も痩せるために活用しているようである。

　女性の場合は、太っていることは健康というよりも、むしろ美

容上のことで悩むことが多いのではないだろうか。

　肥満の大きな原因は、摂取エネルギーが、消費エネルギーを上回ることにある。逆に、摂取エネルギーが、消費エネルギーを下回れば、基本的に肥満になることはない。つまり、摂取と消費のバランスのコントロールができれば、肥満にはならないということだ。

　肥満者は、標準体重者に比べ、食欲による摂取分を自分でコントロールすることが不得意だと考えられている。

　標準体重者は、いろいろな食物を少しずつ食べるが、肥満者は特定の好きなものばかりを大食いする傾向にある。要するに肥満者は大好物が目の前にあると、その誘惑に負けてしまうのだ。

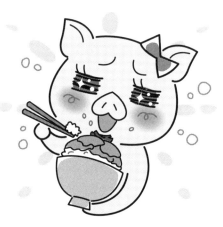

★3 食物摂取パターンと肥満の関係

　現代社会では生活のリズムから、1日3食というのが、最も一般的である。しかし、最近は、朝食を抜く人も多い。特に20代、30代の男性で多く見られる（**図7-1**）。

　朝食を抜き1日2食とした場合1日の全体のエネルギー量は足りても、ビタミン、ミネラルの微量成分が不足がちになってしまう。

図 7-1 男女別年齢階級別朝食を何も食べない割合

年齢	男	女
20-29歳	20.9	13
30-39歳	13	4
40-49歳	8.6	3.4
50-59歳	4.6	2
60-69歳	1.7	1.8
70歳以上	0.9	0.9
総数	6.1	9.8

資料　厚生労働省　「国民健康・栄養調査」平成 25 年参照

　アメリカのある病院で、肥満症患者の食生活を調査した結果では、肥満者に共通して見られるのは、消費カロリーに対する摂取カロリーが過剰であり、その大部分を夜に集中的に摂取しているということである。

　このような摂取行動パターンは、肥満との関係を示唆している。朝食を抜き、そのかわり夕食をたくさん食べるという人は太りやすい環境となる。また、同病院で 10 歳から 16 歳までの 226 人の生徒が、1 日ほぼ同カロリーを摂取するようにし、1 日 3 回食群、5 回食群、7 回食群に分け、1 年後にそれらの肥満度を比較するという調査が行われた。

　その結果、3 回食群の生徒は明らかに 5 回食群の生徒に比べ肥満度が高く、5 回食群と 7 回食群の間ではあまり差がみられなか

った。この場合、男子よりも女子の方に、特に腹部の皮下脂肪のつき方に大きな差があらわれたそうである。日本では、聖マリアンナ医科大学の実験で、朝食抜きの2食の生活をしていた人を3食にするようにしたところ、8日間で体重が、2.3kg減少したという報告もある。

食事は朝昼夕の3回がいいという考え方がすべて正しいとは限らないが、摂食パターンが脂肪の蓄積にどのような効果をもたらすかということを理解して食べることが大切だ。

食事回数が少ないほど、つまり空腹時間が長くなるほど肥満しやすいということが研究により明らかにされてきた。すなわち、食事回数が少なく、一度にまとめて食べる摂食パターンでは体脂肪量の増加が起こりやすいことが指摘される。

また、一度に大量の食物が体内に入ることで、食後、一時的にインシュリンの分泌が増え、インシュリンの血中濃度が高くなる。こうしたことが、インシュリンを分泌する膵臓に負担をかけ、インシュリンの分泌障害を起こす原因になるのではないかと考えられている。

結果、このような食物摂取パターンは、肥満、高コレステロール血症、糖尿病、心疾患などいわゆる生活習慣病への罹患率が高いことが示されている。

★4 食品の摂取内容と肥満

1985年、厚生省（現在の厚生労働省）は健康維持増進のために1日30品目以上の食品の摂取を勧めた。その根拠は、**摂取食**

品数の多い人ほど、各栄養素の摂取量が多く、また 30 品目以上摂取をしている人はカルシウムを除いてほぼすべての栄養摂取量の充足レベルに達していたからである。

　実際に 30 品目を摂るためには糖質、脂質、たんぱく質だけではなく野菜や果物を摂取しなければならない。結果として、ビタミン、ミネラルが補われるのである。しかし、多くの現代人は日常生活の忙しさから外食、偏食が増え、手軽な食事を摂るようになった。また、食の欧米化により動物性たんぱく質や動物性脂肪の摂取が多くなり、肥満者が増加したといわれている。それとは逆に野菜の摂取量は減少している。

　野菜の摂取目標は一日 350 g といわれているが、実際、日本人の平均野菜摂取量は平成 25 年では 286.5 g 程度ある（**表 7-1**）。特に 20 代、30 代の若い世代に野菜離れが見られる。

　野菜を食べることは、ビタミン、ミネラルの補給以外に食物繊維が摂れるところに大きな意味がある。

　食物繊維の摂取は、心筋梗塞、糖尿病のリスクを低下させる。また、便秘の解消で肌がきれいになることも。さらに、野菜は主菜と一緒にとることで、脂肪の吸収を妨げる効果も期待できる。肥満予防、健康維持のためにも野菜はしっかりと摂らなければならない。

表7-1 日本人の野菜摂取量（総数）

	総数	緑黄色野菜	その他の野菜
総数	286.5	90.9	195.6
20-29歳	243.9	69.7	174.2
30-39歳	257.7	80.7	176.9
40-49歳	262.2	80	182.2
50-59歳	289.5	87.7	201.8
60-69歳	317	101.4	215.6
70歳以上	307.5	104.9	202.6

資料　厚生労働省「国民健康・栄養調査」平成25年参照

⭐5 食をもう一度見直そう

　戦後の食生活は何よりもまず、空腹を満たすことであった。
　米は「銀シャリ」といわれ、めったに食べることができず、米の変わりにイモ、カボチャなどを食べていた。しかし70年経った今、日本は食べるものに不自由しない、豊かな社会になった。しかしその傍ら、食生活が影響している生活習慣病が増加しているのも事実である。

　現代社会の多様な生活環境の中に生きる我々は、食生活が乱れてしまうことが多い。食べることは基本的で大切な人間の行為である。「食べ物」が身体をつくり、健康を維持するために役立つ。
　健康的な生活を送り、長生きするためには食べ物のとり方を考

えなければならない。また、何でも食べられる現代だからこそ「食」の大切さをもう一度見直さなければいけないのではないだろうか。

★6 健康のための栄養摂取の考え方

　食べ物に不自由しなくなった時代だが、はたして健康的な食事をしているかというと、決してそうではないように思える。健康志向は高くなっているが、多くの人は手軽で簡単な食べ物を選びがちになっている。

　代表的なものが、ジャンクフードやファーストフードである。これらの食事の栄養バランスは偏りがある。

　また、高カロリー食品、加工食品の増加、食の欧米化が進むことにより、動物性脂肪、動物性たんぱく質の消費量も増加している。これらの食品の摂取の増加は、決して健康をもたらすとはいえない。

　食事（栄養）は健康を考えるうえで、最も基本である。

　五大栄養素といわれる、糖質、脂質、たんぱく質、ビタミン、ミネラル、これらすべてをバランスよく摂取することによって健康な身体が構成される。食事＝栄養ではなく、バランスのとれた食事＝栄養である。

　毎日の栄養の摂取が健康を維持し、病気の予防につながるのである。「美味しかった」、「お腹いっぱいになった」というだけの食事の仕方で満足するのは「心」だけ。決して「身体」が満足し

ているとはいえず、健康を損なう恐れがある。「身体」はすべての栄養素を求めいるので、日頃から「心」も「身体」も満足できるバランスのとれた食事を心がけることが大切である。

　ダイエットをするとき、食事量を制限した食事療法や特定の食品や栄養素にのみ頼ることが多々ある。このようなダイエット法は、栄養が偏り、決していい方法とはいえない。確かに摂取するエネルギー量を極端に減らせば、それだけ痩せることはできるが、それ以上に健康を害する恐れがある。

　人間の身体が何で構成されているのかという基本的なことがわかっていれば、このようなダイエット方法をとることはないはずである。

　健全なダイエットの基本は三大栄養素をバランスよく保ったうえで、必要なビタミン、ミネラルをしっかりと摂取することである。

★ 7 食べ物の体内での変化

　食べ物は、人間の消化器官で消化、吸収、排泄が行われる。消化器官は、9mもある管で、口腔に始まり、食道、胃、小腸（十二指腸、空腸、回腸）、大腸（盲腸、結腸、直腸）を通り、肛門にいたる。

　食べたものはまず、口腔で食物を噛み砕き、唾液と混ぜて飲み込み、食道を通り、胃にむかう。胃に食物が送り込まれると、胃の蠕動運動と、胃液の働きで食物が撹拌され、十二指腸で消化吸収しやすいかたちにする。

胃では、食べたものが混ざり、少しずつ十二指腸へ送られるが、米やパンなら2時間、肉や魚などは4時間ほど滞在する。胃液には塩酸があり、食品を腐らせないように殺菌効果がある。
　十二指腸には膵臓から膵液、胆嚢から胆汁が送り込まれ食物と混ざる。膵液には糖質を分解するアミラーゼ、脂肪を分解するリパーゼ、たんぱく質を分解するトリプシン、キモトリプシン、ペプチターゼなど、消化に必要な酵素が含まれている。また炭酸水素ナトリウムも含まれており、胃酸で酸性になっている消化物を中和する働きもある。これらの酵素により、糖質、脂質、たんぱく質はそれぞれ、グルコース、脂肪酸、アミノ酸に分解され、小腸粘膜の微絨毛から取り込まれ、血液に運ばれる。小腸にある微絨毛は面積にするとテニスコート2面ほどにもなり、栄養素の吸収は非常に効率よく行われているのである。小腸での消化・吸収は、食後2時間くらいから始まり、9時間程度で完了する。消化・吸収できなかったものは大腸をおよそ18時間かけて糞便となって排泄される。

★8 食品の機能

　「美は究極の健康」私はそう思っている。
　美しさは健康があって初めて成立するということであり、美しいということは健康を備えているということでもある。そしてこれらを追求する上で、最も大切なのは食事である。
　食べ物は、糖質、脂質、たんぱく質、ビタミン、ミネラルといった5大栄養素の他、色、匂い、味といった嗜好成分、さらに

疾病の予防という面から注目されている生体調整機能成分がある。それらに対応するかのように、食品の機能として、栄養素の供給といった栄養機能（一次機能）、人の感覚に美味しさを訴える嗜好機能（二次機能）そして疾病の予防面が期待される生体調節機能（三次機能）がある。特にこれから注目しなければならないのは、三次機能である。

　コレステロール値、血圧などを正常に保つ、生活習慣病の予防、免疫機能の強化など保健効果を発揮する機能性成分（※）が食品の中には含まれている。

　（※）食品に含まれる機能性成分（食の健康科学より一部抜粋）

カプサイシン：とうがらし（抗肥満効果）
カゼイン：ミルク（血圧降下）
キトサン：イセエビ（コレステロール低下）
オリゴ糖、食物繊維：多くの野菜（整腸作用）
β-カロテン：にんじん（老化防止）
サポニン：大豆（各抗酸化作用）など

⭐9 食品への関心

　現代ほど、健康について関心の高まった時期はないであろう。食物への関心もこれと並行して高まっているように感じる。

　病気の早期発見・早期治療という考え方から、予防医学の考え方へと変わり、健康食品やサプリメントなどへの関心は高く、最近はどこでも手に入れることができるようになった。

　最も使われている、サプリメントの一つにビタミン剤が挙げられる。ビタミンの発見は、1900年代前半のことであるが、ビタミンの保健効果について一般に広まったのは1970年代のアメリカである。当時はごく限られた人々が利用する程度であった。本格的にサプリメントの利用が急増したのは1990年代である。

　食への関心は高まっているものの、反対に食に対して消費者が不信感を抱く事件もある。BSE（牛海綿状脳症）いわゆる狂牛病の問題、中国産ほうれん草から、基準値を上回る殺虫剤の検出、国産の野菜、果物から使用禁止されている農薬の検出、中国産ダイエット食品での死亡事件など、例をあげればきりがない。

　食べることは、人間が健康で生きていくための根源である。

　人間が健康で生きていくためには、バランスのとれた食事をしなければならないが、続けることが難しいため、手軽なサプリメントで補いきれない栄養素を摂る人も増えた。

⭐10 食生活の変化

戦後、日本の食生活は大きく変化した。

終戦直後は、飢餓と栄養失調がまん延し、深刻な食糧不足であった。その後、昭和30年代から経済成長とともに、日本の食生活も著しく変化し、食の欧米化、多様化が起こった。

動物性食品、油脂類の摂取が増加し、また加工食品の普及、欧米的調理法が取り込まれることで、栄養状態は改善した。しかし、麦、いも類、野菜の摂取量は減少した。

1975年以降になると国民の栄養摂取量は増加し、特に近年、栄養所要量に対する充足率は上回るようになった。栄養素の摂取割合も戦後から変化した (図7-2)。

1955年にはエネルギーの約80％を糖質で摂取していたが、2004年には約60％となり、その後は横ばいである。これは主に米の消費量が減少したからである。逆に脂肪の摂取量は増加した。1955年には約9％だったものが、2013年には約26％となった。

日本の食生活は、最低のところから回復して現在にたどり着いた。しかし現代は栄養の過剰摂取が問題であり、肥満者の増加を招いていると共に、生活習慣病も増加している。

図7-2　たんぱく質、脂質、糖質のエネルギー摂取割合の年次推移

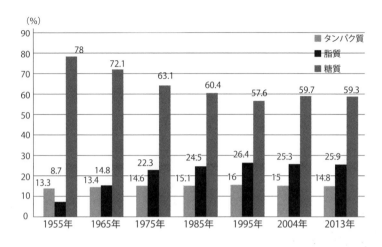

資料：国民衛生の動向 2006 国民健康・栄養調査平成 25 年よりグラフ化

⭐ 野菜の変化

　日本の野菜は変化している。ほうれん草のアクが少なくなったり、たまねぎは刻んでも涙が出ないものもあり、大根も辛みがなくなったりと、便利になった代わりに、個性がなくなったものも多い。学校給食で子供たちが食べてくれないからと、食べやすいように改良されている。

　見た目が悪い野菜は、消費者の反応がよくないため、日本の野菜の規格は味や栄養よりも形状で分けられている。流通の現場においては痛みづらい野菜が歓迎される。

　最近はどんな野菜でも1年中スーパーに並んでいる。しかし、もともと野菜には旬があり、日本人は四季折々の旬のものを食べ

ることで健康を維持してきた。トマトは夏が旬、大根やほうれん草は冬が旬である。旬の野菜を食べることで、本来持つ栄養素を摂取することができるのである（**図 7-3**）。

図 7-3　夏季および冬季収穫ほうれん草のビタミン C 量の含有量比較

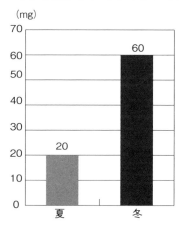

資料：日本食品標準成分表　科学技術庁

　ハウス栽培などが行われることで、1年中どんな野菜も食べられるようになった。また、品質改良、ハウス栽培、化学肥料の多用化などで、野菜に含まれる栄養素も年々少なくなっているものもある（**表 7-2、表 7-3**）。

　野菜が食べやすくなったり、コンビニエンスストアでカット野菜を手軽に食べられるようになったりと、1年中どこでも買えるようになったにも関わらず、日本人の野菜の消費量は減少している。

表7-2 食品に含まれるビタミンCの変化

	1982年	2001年
にんじん	7mg	4mg
パセリ	200mg	120mg
ブロッコリー	160mg	120mg

資料：日本食品標準成分表　科学技術庁

表7-3 ほうれん草100mg中のビタミンC量の変化

1950年	1963年	1982年	2001年
150mg	100mg	65mg	35mg

資料：日本食品標準成分表　科学技術庁

⭐12 食品の安全性

　日本では1960年頃から、冷凍食品、レトルト食品、調理済み食品が多く出回るようになってきた。

　女性の社会進出に伴う共働きの家庭が増加することで、手軽に食べられる食品の必要性が高まり、需要が年々高くなっている。

　総務省「家計調査」によると、2011年の家計の食料費に占める調理食品・加工食品と外食の支出は60％を超えている。外食率も年々高くなり、特に20～40代の男性で多くみられる。

　加工食品や外食に頼る食事では、脂質や塩分の過剰摂取、ビタミン、ミネラル、食物繊維の不足が起こりやすくなり、栄養が偏りがちになる。食品添加物が含まれているため、食べ物の腐敗を防止したり、保存性を高めるという利便性を優先している。できる限り、食品添加物は、われわれ人間の体内には摂取しないほうが良いとされている。

　普段食しているものの中にも多くの添加物が用いられていると、今後の人体への影響や安全性に疑問が生じる。毒性が疑われたり、発がん性が疑われたりされているものもあり、実際にどのような影響がでるのかはまだ解明されていないものも多い。

⑬ サプリメントとは

　サプリメントとは、英語のSupplementのことで、ダイエタリー・サプリメント（Dietary Supplement）という。食事を補うという意味で、補助食品というのが正しい。

　1994年にアメリカで成立したDSHEA（補助食品・健康・教育法）ではサプリメントは「ハーブ、ビタミン、ミネラル、アミノ酸等の栄養成分を1種類以上含む栄養補給のための製品」と定義されている。厚生労働省では、サプリメントは栄養成分を補給する錠剤、カプセルなど通常の食品形態でないものと定義されている。

⑭ ビタミン発見の歴史

　サプリメントとして、よく摂取されているのがビタミンである。ビタミンの歴史は、大航海時代にさかのぼる。

　新鮮な野菜や果物の供給がまったく途絶えた海上を何十日、何百日と航海していると、壊血病で死んでいたのである。

　このとき、ビタミンCの栄養素が欠乏症を起こしたと後の研究により分かった。

　日本では、江戸時代に脚気が大きな問題となった。

　玄米が食べにくいために、良い精白法が見つけられ、白米が江戸を中心とする都市で食べられていた。貧しくて米など食べられない農民は、他の雑穀を食べていたため、逆にかかりにくかったといわれている。この脚気は、ビタミンB1の欠乏よる欠乏症の一つであると後の研究で明らかにされた。

1757年にイギリスのリンド氏によって、柑橘類の摂取で、壊血病が予防できることが報告された。

　1882年頃には日本の高木兼寛氏によって食事を和食から洋食にすることで脚気を予防できると報告され、1897年オランダのエイクマンはニワトリの脚気症状を米ぬかで治癒することを報告した。

　更に1906年、イギリスの生化学者ホプキンス教授が未知の栄養素がネズミの成長に必要であるという報告をした。

　このネズミの成長実験では、たんぱく質として牛乳のカゼイン、脂肪としてラード、炭水化物としてショ糖を使用し、ミネラルを十分に与えても動物は成長を停止してしまうことを観察した。そして、少量のミルクを同時に与えると再び成育し始めることも見出した。このことはミルクに当時知られていた三大栄養素とミネラルの他にも、未知の栄養素が入っていることを初めて発見した画期的な実験であった。彼は、この未知の栄養素を副栄養素と呼び、その後1911年にこの副栄養素を生命に必要なアミンという意味で、ビタミン（Vitamine）と命名した。

　ホプキンス教授の副栄養素の発見から、次々にビタミンが発見され、現在では13種類となっている。

★15 注目の成分ファイトケミカル

　ビタミン、ミネラルの身体への効果は理解されるようになり、栄養不足を感じている人々はマルチビタミン、マルチミネラルなどのサプリメントを摂取しているのではないだろうか。現在、ビ

タミン、ミネラル以上に注目されているのは、「ファイトケミカル」と呼ばれている成分である（ファイトケミカルとは、植物由来の抗酸化栄養素の総称である）。

　私たち人間は、生きるために酸素が必要である。しかし、呼吸によって取り入れられた酸素のうち1～2％は活性酸素と呼ばれる分子になり、身体の細胞や組織を障害することが分かっている。
　活性酸素は、がんや、老化現象にいたるまで、身体にいろいろな障害をもたらす。
　一方で、私たちの身体にはこの活性酸素を中和する抗酸化のための防御機構が備わっているが、これらの抗酸化力は40歳を過ぎた頃から低下してしまうため、活性酸素の害から身体を守り、がんなどを予防する対策が必要になった。
　最近の研究では、野菜や果物といった植物性食品にはたくさんの種類の抗酸化物質があることがわかった。これらがファイトケミカルと呼ばれている。
　ファイトケミカルは、植物の色や香り、辛み、苦味などの成分である。例えば、赤ワインのポリフェノール、お茶のカテキン、トマトのリコピンなどである。
　これは、ビタミンやミネラルとは異なり、1日の摂取量などの規定はない。
　ビタミンCやビタミンEは、抗酸化力を持つビタミンであるが、ファイトケミカルはこれらとは作用メカニズムが違い、健康や、老化予防にはビタミンやミネラルだけでなくファイトケミカルも摂取することが大切である。

生活習慣病、老化予防のためには1つの種類のファイトケミカルを多量に摂取するよりも、たくさんの種類のファイトケミカルをバランスよく取ることが重要である。
　ファイトケミカルは数千種類が知られているが、それぞれが、植物の色や香りなどの成分である。そこでたくさんのファイトケミカルを取るには違った色の野菜や果物をとるとよい。

　現代人の食生活ではたくさんの種類のファイトケミカルを摂取するのは不可能に近いが、ストレス、紫外線、大気汚染などによっても活性酸素が体内で過剰発生するといわれている。このような生活環境の中で生きている私たちにとって、ファイトケミカルは大切な栄養素である。

ファイトケミカルの効果の例

カテキン……抗ガン作用
ルチン……高血圧
イチョウ葉エキス……脳循環改善作用
アントシアニン……眼精疲労の回復
リコピン……肺ガン、前立腺ガンの予防

⑯ 水の大切さ

　人間が生きていく上でなくてはならないものが、水と空気である。当たり前にありすぎて、私たちは普段注意を払うことは少ないが、近年、この当たり前だったものに関心が高まっている。

　その1つに、浄水器や空気清浄器などが、一般家庭で使われるようになった。これは水、空気が健康に影響を及ぼすといわれるようになったからである。今まで気に留めなかった水、空気を気にするようになったということは、地球上の水、空気が汚染されているのも要因である。

　日本は水に恵まれているが、アジア、アフリカなどのいくつかの国々では水不足に悩み、水不足が食糧不足を招いているといわれている。

　これらの国々では、下水道などの設備が遅れているため、水質汚染が問題になり、伝染病などの大きな原因になっているといわれている。

　幸いなことに日本では上下水道などの設備整っているため、今のところ大きな問題にはなっていない。しかし、水道水の安全性などが最近疑われるようになり、体内に取り込む飲料水には特に関心が高まり、人々は良質の飲料水を求めるようになった。

⭐17 飲み水と健康

　飲料水を供給する設備を上水道という。日本の近代水道の起原は1887年の横浜水道に始まったと考えられており、当初は伝染病予防の見地から設置された。

　水道が普及することにより、水系伝染病患者数は減少し、乳児死亡率も減少した。日本の上水道の普及率は96.7%（2001年）と高率となっている。しかし、最近では工場排水、産業廃棄物、ゴミ処分場の浸出水などによる水道水源の汚染の問題が人間の健康にとって大きな問題となっている。また古くから水道管に使用されている鉛、鉄、アスベストなどが消毒に用いられている塩素などによって酸化され有害物質が溶出する問題や、水道の原水に含まれる有機物（工場排水、生活排水、下水処理水）と浄水場で消毒に用いられる塩素とが反応してできるトリハロメタンの問題が問いただされている。特にトリハロメタンは発がん性があるといわれている。

⭐18 身体の中の水

　平均的男性の身体の科学的構成成分を多い順に並べると、水（59%）、たんぱく質（20%）、脂質（15%）、無機質（5%）、糖質（1%）となる。女性では脂質が25%を占めるので、水（55%以下）となる。つまり、人間の3分の2は水で構成されているのである。新生児にいたっては約80%が水である。

　では、人間は体内で1日にどれくらいの水を使用するのだろ

うか。成人では180ℓほどの水を体内で使用している。これは一升瓶100本分の量である。しかし、こんな大量の水を飲むことはできない。実際に1日に飲み物や食物から取り入れる水は2.5ℓ程度ある。また尿や汗、呼気などで体外に排出する水は、同じく2.5ℓ程度である**(表7-4)**。

　腎臓とよばれる臓器によって180ℓもの水が使用され原尿が作られるが、そのほとんどは腎臓内の尿細管というところで吸収され、再利用されている。腎臓で処理される180ℓのうち、実際に尿として排出されるのは1.5ℓ程度である。

表7-4　人体の水の収支

	飲料水 1300ml 52%	食物 850ml 34%	代謝水 350ml 14%	
摂取量				
排出量	尿 1500ml 60%	蒸発 500ml 20%	吸収 400ml 16%	糞便 100ml 4%

資料：水をかじる　ちくま新書より

ポイントチェック

●野菜の摂取目標は一日350gといわれているが、実際、日本人の平均野菜摂取量は286.5g程度ある。年々日本人の野菜の消費量は減っているといわれ、特に20代、30代の若い世代に野菜離れが見られる。

●栄養価が下がっている野菜もある。

●日頃から「心」も「身体」も満足できるバランスのとれた食事を心がけるべきである。

●ビタミン、ミネラル以上に注目されているのは、ファイトケミカルと呼ばれている成分である。

●家計の食料費に占める加工食品と外食の支出は60％を超えている。外食率も年々高くなり、特に20～40代の男性で多くみられる。

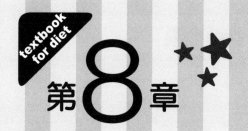

第8章

運動と肥満のなぜ？

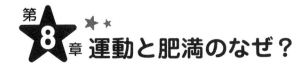
第8章 運動と肥満のなぜ？

★1 運動の効果

　運動は健康によいというのは、誰しもが認識していることだが、運動が心身へ及ぼす影響は、やり方によって大きく変わる。**運動強度、運動時間、運動頻度と、どのような目的で臨んでいるかによって効果が変わる。**

　これらの要素を考慮せずに運動を行うと、障害を起こす可能性があり、時には命を落とすこともある。

　運動習慣は、消費エネルギーを増加させることができるので、肥満の予防・改善が期待される。総死亡率や冠動脈疾患の発生リスクを減らすことも指摘されており、糖尿病や高血圧患者に対する運動療法としても用いられ、運動が疾病予防、あるいは治療手段の1つとして位置づけられているのは事実である。もちろん、これらは適切な運動処方によって可能となる。

　病気と診断された人は、運動は健康にいいからと勝手に行わず、医師による運動処方をしっかりと受けることが大切である。また、健康な人でも過度な運動、睡眠不足、飲酒、悪天候の時は、運動以外の様々な要因が絡み合って事故を起こすことがあるので運動を避けた方がよい。

適正な運動は、健康の維持・増進という観点において重要である。

★2 有酸素運動の効果

　健康の維持増進、肥満の予防・改善によいとされているのが有酸素運動である。代表的なものが、ウォーキング、ランニング、サイクリング、スイミングなどであり、酸素を体内に取り入れながら、長く継続して行える全身運動のことである。これらの**有酸素運動の期待される効果として、心肺機能、持久力の向上、体脂肪の減少**があげられる。

　心拍数をみると、一般の人は安静時に1分間で70拍前後であるが、運動選手は一般の人よりも少なく、50拍前後になり（**表8-1**）特に持久系の運動選手の安静時心拍数は40拍前後とかな

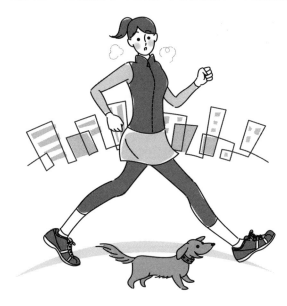

り少なくなる。

　心拍数が減少すると、血液の供給が少なくなり、身体機能に影響を及ぼすと思われがちだが、有酸素運動の継続は、一回の拍出量を増大させるので、心拍数が低下しても、心筋が鍛えられ、収縮力が高まるので、酸素や栄養の供給不足になることはない。むしろ、心臓に負担をかけず、効率よく血液の供給が行えることになる。さらに、有酸素運動による安静時心拍数の低下は、最大心拍数に達するまでの余裕があり、心臓の予備力の増加を意味するので、強い運動をしても耐えられることになる。

　このようなことから、有酸素運動の継続は心肺機能、持久力の向上が期待できるので、普段から疲れにくい身体になると考えられる。

　また、有酸素運動は、これら以外にも肥満の改善をはじめ、血圧の低下による、心臓への負担の減少、老化現象の1つである動脈硬化の防止、改善。骨粗しょう症の予防などの効果をもたらしてくれる。

表8-1　一般人（非鍛錬者）と鍛錬した人の心拍出能力の比較

		非鍛錬者	鍛錬者
安静時値	心拍数（拍／分）	70	50
	1回拍出量(ml)	70	90
	心拍出量(l／分)	5	4.5

		非鍛錬者	鍛錬者
最大値	心拍数（拍／分）	190	190
	1回拍出量(ml)	120	200
	心拍出量(l／分)	22.8	38

資料：現代栄養化学シリーズ　運動生理学より

⭐3 無酸素運動の効果

　運動による健康、肥満予防・改善への効果は有酸素運動だけでなく無酸素運動も重要である。

　筋肉は、瞬発力に優れる「白筋」と持久力に優れる「赤筋」と両方の機能を兼ね備えた「中間筋（ピンク筋）」の3つに大別できる（136ページを参照）

　有酸素運動で鍛えられるのは遅筋であり、体脂肪の減少はなされるが、筋肉そのものはあまり大きくならない。

　速筋は、筋力トレーニング、ダッシュなどいわゆる無酸素運動で鍛えられ大きくなる。

　ダイエットの理想は、"筋肉を落とさず、体脂肪を落とすことである。" なぜなら、筋肉は脂肪組織などに比べ、基礎代謝に使われるエネルギーが大きいからである。筋肉が少なくなると、基礎代謝が下がり、太りやすい体質になってしまう。逆に筋肉量が増えれば基礎代謝が増え、太りにくい体質になる。また、トレーニングによる筋肉量の増加は、肥満の予防・改善だけでなく、腰痛や怪我の予防にもつながる。さらに、引き締まった身体をつくることができる。

⭐4 運動不足の時代

　運動は、健康によいとわかっていながらも、なかなか運動をする時間が取れないという人が多いようである。スポーツジムの利用も、アメリカでは17％程度の人が通っているといわれている

が、日本では3％程度といわれている。

　都心部の人より、地方の人の方が糖尿病になりやすい状況がある。それは、都心部で生活者の多くは電車移動し、駅まで10分程度歩く人が多いためだ。一方、地方の場合は、家から歩いて10秒で車があることが多く、その車に乗り勤務地に移動するので歩くことがない。つまり、日常生活の中に、歩くという習慣が少ない。

　このようなことから、意外にも地方に住んでいる人は、運動不足になりやすいともいえる。

　日常生活の中で、手軽にできる運動は、「歩く」ことと「走る」こと。スポーツジムに行くには時間をとらなければならないが、歩くことは日常生活の中で、気軽に行える。まずは歩くことからはじめ、余裕があればランニングを試すのもいいだろう。ランニングは歩くことよりもカロリー消費が多い分だけダイエット効果も高い。

★5 運動不足の影響

　健康を意識している人は多いが、肥満と認識している人でも実際に運動を行っていないケースが多く、健康志向でありながらも、慢性的な運動不足というのが現状である。

　運動不足は、健康を害することの前ぶれにもなり、糖尿病や肥満、その他の慢性疾患が増加している原因である（表8-2）。アメリカでは慢性疾患が原因で死亡数が増加している。

　1999年のアメリカでは、10人中7人（死亡者270万人中、

170万人）が慢性疾患で死亡している。また、慢性疾患は平均14.8年寿命が縮まるという統計もある。

　米国疾病対策予防センターによると、肥満と糖尿病患者が増加しており、2025年までに糖尿病患者は全世界で3億人になると推定されている。これからは、慢性疾患の予防や肥満対策が大切であり、その手段の1つに運動があげられる。

表8-2　運動不足が慢性疾患に与える影響

罹患率の増加	冠動脈疾患(狭心症/心筋梗塞)、不整脈、大腸癌、うつ病、胆石症、高コレステロール血症、高血圧症、肥満、骨粗しょう症、糖尿病、脳卒中、睡眠時無呼吸、持久力低下など
疾患の増悪や進行	慢性腰痛、持久力低下、衰弱性疾患、脳卒中、大腿骨頚部骨折、大腿部頚部骨折を起こす転倒など

資料：エクササイズ疾患予防のための運動より抜粋

★6 運動の身体への効果

　運動をすると、呼吸が荒くなり、心臓の鼓動が早くなるというのは誰もが経験していることである。これは、身体が運動に一時的に適応しているからである。この一時的な適応を、長期間繰り返すことによって、運動に対する身体の適応が行われる。同じ運動でも、だんだんと呼吸が乱れなくなり、心臓の心拍数が上がらない。

　運動は、身体の生理的機能が向上するが、過度の運動や、誤っ

た運動を行うと身体に悪影響を及ぼすこともある。

　習慣的な運動は、生活習慣病の予防や症状を軽減させる効果がある。次に運動による身体的変化についていくつかあげてみよう。

◆筋系の発達◆

　主に筋力トレーニングと呼ばれる運動（無酸素運動）により、筋線維の肥大が起こる。

　筋線維の肥大は、筋肉量を増やすことになるので、基礎代謝の向上が期待できる。

◆循環器系の発達◆

　心臓の拍出量が増加すると、心拍数が少なくても、全身に血液を送り出すことができるようになる。これは、安静時の心拍数の減少をもたらす。また、毛細血管網が発達することで、筋や体内の細胞への酸素や栄養分の運搬がスムーズになり、老廃物の除去も行われる。

◆骨格系の発達◆

　骨の発育が促進されると、骨が太くなり、骨密度が増加する。また軟骨、腱、靱帯などの肥厚もおこる。特に、骨密度の増加は骨粗しょう症の予防につながる。

◆呼吸器系の発達◆

　呼吸筋の発達によって１回の呼吸量が増大すると、呼吸数が減少し、酸素と二酸化炭素の交換の効率がよくな

る。これらは疲労の遅延効果が期待できる。

★運動で期待できる効果★

- 心臓や肺の機能（心肺機能）が高まる
- 血液の循環がよくなる
- 酸素の摂取量（最大酸素摂取量）が増大する
- 筋肉が増強する、
- 筋力を高める
- 関節が柔軟になる
- 中性脂肪値が下がる
- ＨＤＬコレステロール値が上がる
- 血糖値が下がる　など

⭐7 運動の生活習慣病への効果

　生活習慣病を引き起こす、最も大きな要因は肥満である。

　運動をすると、血液中のエネルギーが不足してくるので、内臓や、皮下に蓄えられていた脂肪が分解され、血液中に送り出される。これらは、筋中でエネルギー源として利用される。また、持久的な運動は、細胞のインスリン感受性を高め、少量のインスリンで血糖の調節が可能となる。さらに運動は糖をエネルギー源として使用するので、糖尿病の発症、進展のリスクを軽減させる効果が期待できる。結果的に、肥満の予防や改善になる。

⭐8 運動と寿命の関係

　運動は、延命のための1つの手段であるといわれるが、運動と長寿の関係は、未だに合意が得られていないのも現状である。

　運動が長寿に役立っているとする説と、反対に短命に働くとする説がある。

　「運動をするから健康なるというわけではなく、健康であるから運動ができる。つまり、運動できるものが長寿である」という説明もある。運動と長寿を単純に結びつけることを疑問視する人もいるが、多くの研究では運動は延命に効果があるとされている（図8-1）。

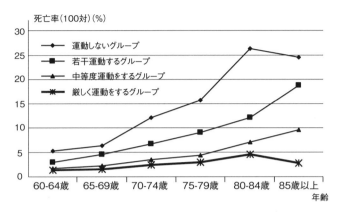

図 8-1　運動強度の違いによる年齢階級別死亡率

資料：スポーツと寿命（朝倉書店）より一部変更

運動は、循環機能、呼吸機能の向上、筋力の低下を防ぐなど身体に対してプラスに働くことが多い。そして何よりも肥満の改善に効果的である。

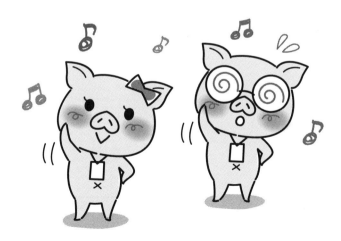

第8章　運動と肥満のなぜ？

127

ポイントチェック

●体脂肪を減らすためには、身体を動かし、消費エネルギーを増やし、摂取エネルギーを上回る方法が望ましい。

●運動は身体の生理的機能の向上をもたらす。しかし、過度の運動、誤った運動を行うと身体に悪影響を及ぼすこともある。

●肥満は短命傾向にあり、運動は延命効果があるとされている。

●何事もそうであるが、運動も続けるからこそ健康によいとされる。

第9章

知っておこう!
身体の基本

筋肉と骨の

身体の基本となる筋肉と骨の全体図を見ておこう。

筋肉の構造

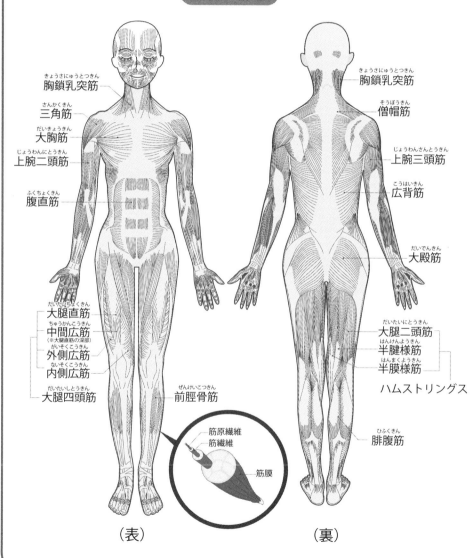

(表) (裏)

全体図

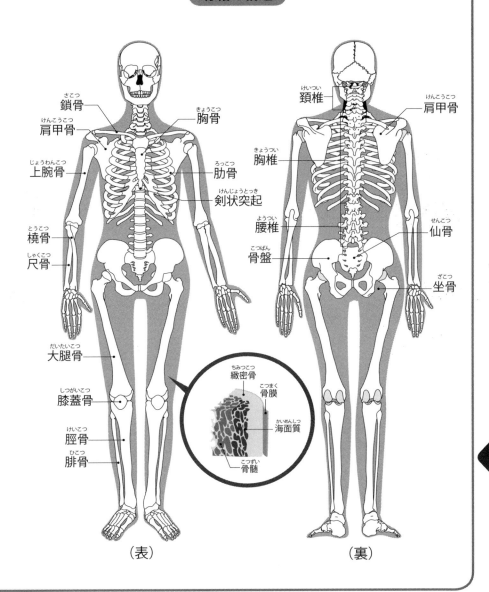

骨格の構造

（表）／（裏）

知っておこう！身体の基本

第9章

★1 筋組織の種類

　ダイエットを効率よく行うには、筋肉量を向上させ、基礎代謝をあげることである。

　一般的に、この筋肉とは骨格筋のことをさしている。

　筋肉には、身体を動かす骨格筋と、呼吸運動や胃腸の消化運動・血液の循環などに働く筋肉がある。

　筋肉の組織は、筋細胞（筋線維）が主体となり、多数の神経や血管から組織をなしている。

　その構造や働きの違いによって**骨格筋(こっかくきん)、平滑筋(へいかつきん)、心筋(しんきん)**の３つの種類に分けられている。

　まずは、筋肉の種類を見てみよう。

表9-1　筋組織の分類

	横紋	種類
骨格筋	横紋あり	随意
平滑筋	横紋なし	不随意
心筋	横紋あり	不随意

骨格筋

一般的に、筋肉というと骨格筋のことをさす。

横紋が見られるため、横紋筋(おうもんきん)ともいい、自分の意志で自由に動かせる(**随意筋**)。主に、腕や脚の筋肉、腹筋、背筋などがある。

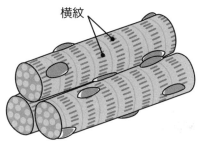
横紋

平滑筋

内臓筋ともいわれ、自分の意志で自由に動かしたり、止めたりすることができない(**不随意筋**)。消化器や泌尿器の壁となっている筋肉などで、胃や腸を動かしたり、尿などを運ぶ働きがある。また、血管の壁も平滑筋からできている。

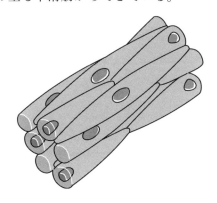

心筋

心臓だけにあり、心臓の各部屋の壁を作っている筋肉。

一生の間、縮んだり膨らんだり、状況に合わせて働く不随意筋である。最も大切な組織の一つであり、横紋がある。

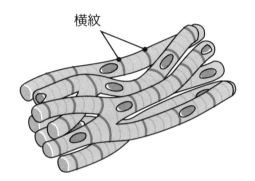
横紋

⭐2 筋肉の収縮のしくみ

筋肉の構造を細分化すると筋線維となり、さらにこの筋線維のなかには、多数の筋原線維が存在している。筋原線維（フィラメント）は細いアクチンフィラメントと、太いミオシンフィラメントからなっている。

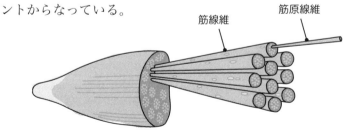
筋線維　筋原線維

骨格筋（横紋筋）

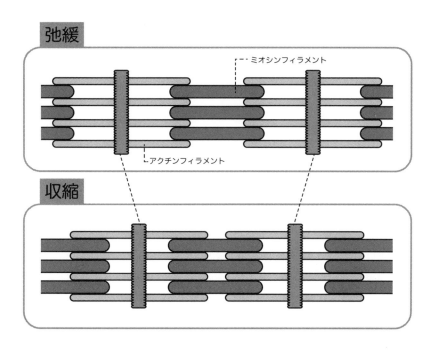

　アクチンフィラメント（細いフィラメント）が、ミオシンフィラメント（太いフィラメント）の間をすべり込むことによって、筋の長さが短くなり、筋肉の収縮（筋運動）が起きる。これをフィラメントの滑走説という。

③ 筋線維のタイプ

筋線維の束で作られているが、特徴によって

①赤筋：遅筋線維
②白筋：速筋線維
③中間筋（ピンク筋）：中間線維の３つに分かれている。

マラソン選手の筋線維

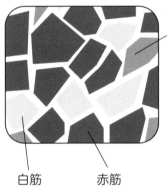

中間筋
（ピンク筋）

長時間の運動をする選手には
赤筋が多くみられる。

白筋　　赤筋

短距離走選手の筋線維

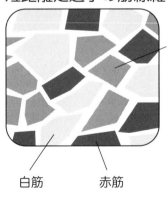

中間筋
（ピンク筋）

短時間の運動をする選手には
白筋が多くみられる。

白筋　　赤筋

それぞれの筋線維の特徴をあげると以下のようになる。

赤筋

遅筋線維

赤筋線維はミオグロビンが多いので赤くみえる。

収縮速度は遅いが、酸化能力に優れ、高い持久力を持っている。この収縮特性と代謝特性により、赤筋は遅筋線維とも呼ばれる。

白筋

速筋線維

白筋線維はミオグロビンが少ないので白っぽくみえる。

解糖能力に優れ、収縮が速く、高いパワーを発揮するが、筋疲労しやすく、収縮は短時間に限られる。

白筋は、速筋線維とも呼ばれる。

中間筋（ピンク）

速筋線維

機能的には速筋だが、持久力とパワーの両方のエネルギーをもつ筋線維のことである。

遅筋と速筋の両方の特性を持ち、収縮速度も速く、持久能力も有している。

表 9-2 遅筋線維（タイプⅠ）と速筋線維（タイプⅡ）の主な特徴

特徴	赤筋	ピンク筋	白筋
収縮速度	遅い	速い	速い
力発揮	低い	中間	高い
パワー	低い	高い	高い
持久力	高い	中間／低い	低い
好気性酵素	高い	中間／低い	低い
嫌気性酵素	低い	高い	高い
疲労しやすさ	低い	中間／高い	高い
毛細血管密度	高い	中間	低い
筋繊維の直径	小さい	中間	大きい
ミトコンドリア密度	高い	中間	低い
ATP 分解酵素の活性	低い	高い	高い
ミオグロビン	高い	低い	低い
色	赤	白（中間）	白

⭐4 筋収縮の形態

　運動は有酸素運動と無酸素運動といったように分けられるが、その運動の筋肉の収縮様式には、静的運動と動的運動に分けることができる。
　ここでは筋収縮の静的運動と動的運動についてみていく。

●静的運動

等尺性収縮（アイソメトリック）

　壁のように動かないものを押すなど、関節の角度を変化させず、筋の長さを変えずに力を発揮する。

●動的運動

等張性収縮（アイソトニック）

　歩く、投げる、蹴る、持ち上げるの動作などは、関節の角度が変化し、筋の長さが変化する。
　また、等張性収縮は、筋が行う仕事の性質によって短縮性収縮と伸張性収縮に分類ができる。

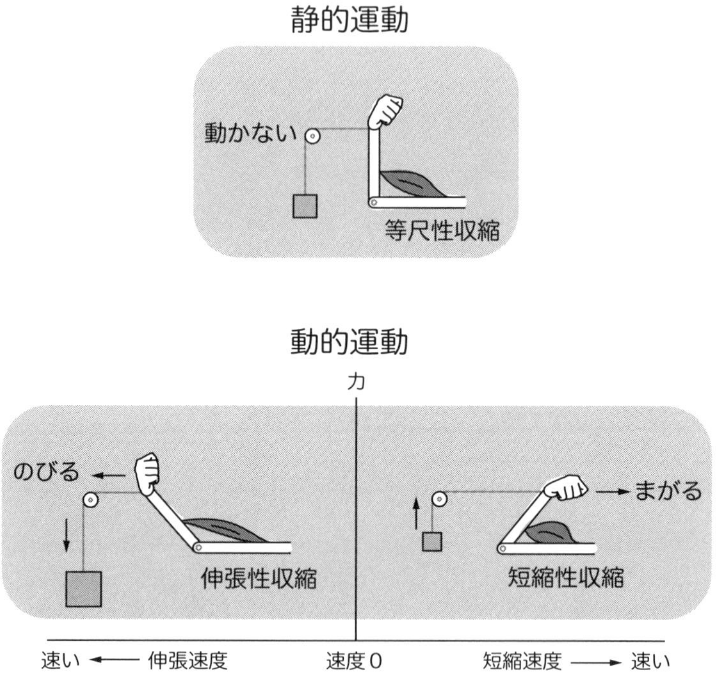

静的運動

動かない　等尺性収縮

動的運動
力

のびる　伸張性収縮　　　まがる　短縮性収縮

速い ← 伸張速度　　速度0　　短縮速度 → 速い

筋収縮の様式と力の大きさ（ヒル、1951）

分かりやすく言えば、「曲げる運動」と「伸ばす運動」である。

短縮性収縮

筋肉が収縮し、発揮する力のこと。

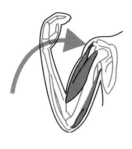
短縮性収縮
（ポジティブ・エクササイズ）

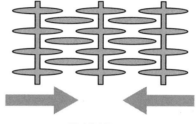
筋繊維への
ダメージが小さい

伸張性収縮

伸ばされる力に対し、抵抗する力のこと。

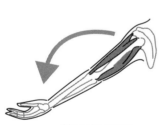
伸張性収縮
（ネガティブ・エクササイズ）

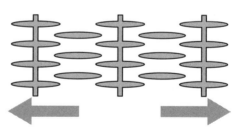
筋繊維への
ダメージが大きい

等速性収縮

（アイソキネティック）

筋肉の長さが一定速度で収縮し、発揮される力のこと。
たとえば自転車を一定の速度で漕ぐ運動である。

　このように筋収縮の形態は、収縮の性質によって３つに分ける事ができる。

運動の種類

```
                    ┌─ 静的収縮 ─── 等尺性収縮
筋収縮形態 ─┤
                    │                      ┌─ 短張性収縮
                    └─ 動的収縮 ─┬─ 等張性収縮 ─┤
                                         │              └─ 伸張性収縮
                                         └─ 等速性収縮
```

骨格筋の運動作用による分類

主動筋

ひとつの動作をする際に主に使われる**主動筋**という。

拮抗筋

主動筋と逆に働く筋肉を**拮抗筋**という。

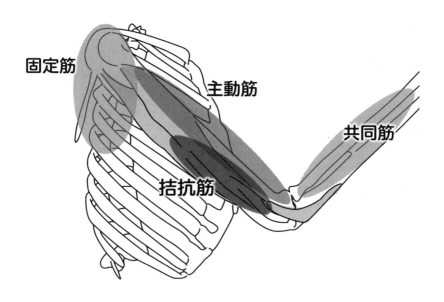

例えば、肘を曲げる時に働く（収縮）主動筋は上腕二頭筋、その裏側の弛緩している筋肉は上腕三頭筋で拮抗筋となる。

拮抗筋は、主動筋が働いているときに弛緩し、主動筋の動きをスムーズに活動できるようにサポートしている。

筋力トレーニングをする場合、この主動筋と拮抗筋をセットで行うことが、効果的な方法と言われている。

その主動筋と拮抗筋の筋力のバランスが悪いと、怪我や痛みなどのトラブルを起こしやすくなる。

協同筋

主動筋の働きを補助する筋肉を協同筋という。

先ほど例にあげた、肘を曲げる動作は、上腕二頭筋が主動筋として働く。その動きに、上腕筋や腕橈骨筋などが協同筋として協力している。

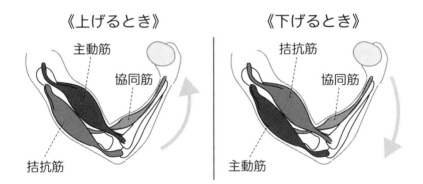

⑥ 身体が動くしくみ

　身体の動きには、**「筋肉の伸縮と関節の動き」**にある。この身体を動かすためのエネルギーは、筋肉中にある。

　筋肉が収縮するためのエネルギー源はATPという物質で、ATPはアデノシンと3つのリン酸から構成されている。筋肉中ではどのようにエネルギーが使われ、作られているのか見ていく。

　そのATP（アデノシン3リン酸）をADP（アデノシン2リン酸）とP(リン酸)に分けたときにエネルギーとなる。

筋肉中でエネルギーが作られるメカニズム

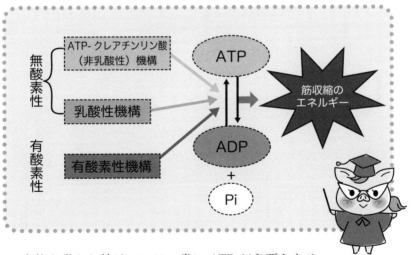

　身体を動かし続けるには、常にATPが必要となる。
　そのためには、再び、ADPとリン酸（P）で、ATPを作らなければならない。それを作る方法は3つある。

①非乳酸性機構（ATP-CP系）

短時間に、大きな力を発揮するような運動では、筋肉にあるクレアチンリン酸を分解することによってATPをつくる。

この過程では酸素がいらないので、無酸素的過程といい、乳酸を発生することもないので非乳酸性機構という（※**運動の継続時間は約8秒間**）。

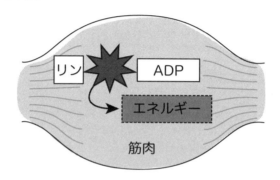

②乳酸性機構（解糖系）

比較的強くて持続するような運動では、グリコーゲン（炭水化物が体内で分解されて蓄えられたもの）を分解することによって、ATPをつくる。

これも無酸素的過程であるが、乳酸が生じるため乳酸性機構という（※**運動の継続時間は約33秒間**）。

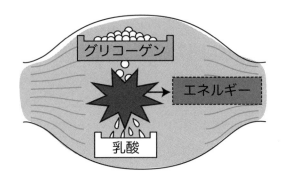

③有酸素性機構（酸化系）

　運動強度が低く、エネルギー量が少なくてすむ運動では、酸素を使って、グリコーゲン、脂肪、タンパク質を分解することによって、ATPをつくる。酸素を使うことから、有酸素的過程という。
　マラソンのような運動では、この過程によってATPがつくられる（**※運動の継続時間は無限大**）。

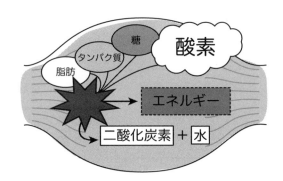

肥満者に効果的な運動と量

　肥満の改善には、有酸素運動、無酸素運度などいろいろな運動方法がある。

　実際に、ダイエットを行うにはどのような運動をするのがよいのだろうか。1つの例を紹介する。

　ランニング、ウォーキングなどの有酸素運動は、体脂肪の減少効果が高い。腕立て伏せや腹筋、背筋などの無酸素運動のトレーニングは筋肉を肥大させ、消費エネルギーを増加させる。そして、軽い体操やストレッチで筋の柔軟性を高め、怪我の予防をする。これらの運動を組み合わせて行うのが理想的であろう。

【目安となる運動の例】
●有酸素運動

　20分程度持続させ、心拍数が最大心拍数（220－年齢）の60〜70%になる強度で行う。（少し息が乱れる程度）

●筋肉トレーニング

　60~70%の力でゆっくりと行い、10秒程度（10回程度）同じ運動を続け、休みを入れて2〜3セット行う。

●ストレッチ

　リラックスした気分で、反動をつけず緩やかに伸ばし、最大限まで伸ばさずに、少し手前で止めて、20〜30秒間保つ。その間息を止めず、呼吸をしながら行う。

これらの運動を週に2、3回程度行うことで効果があるといわれている。

　普段、運動習慣のない方は、日常の生活の中で少しずつ身体を動かすことを意識することが大切である。また、肥満者の過度なトレーニングや、ウォーキングは膝や腰に負担がかかってしまい、関節痛や腰痛の原因になりかねないので、負担の少ない水泳や水中ウォーキングからはじめてみよう。

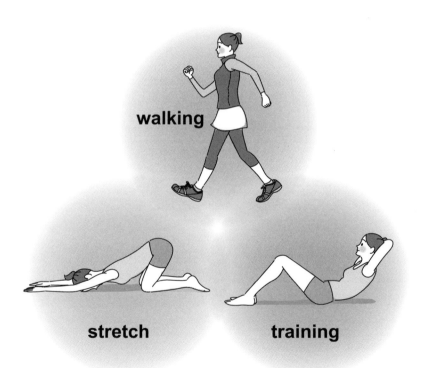

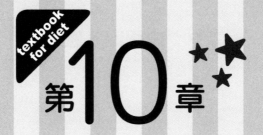

第10章

効果の出るトレーニング

第10章 効果の出るトレーニング

★1 トレーニングの原理・原則

　トレーニングをするにあたって、3つの原理と5つの原則があることを覚えておこう。

　健康づくり、ダイエットのための効果的なトレーニングを実施するためには、トレーニングの原理・原則に従い、安全性を最重要視する必要がある。

【1. トレーニングの3つの原理】

①オーバーロード（過負荷）の原理

　トレーニングの効果を得るためには、筋肉を刺激できる負荷でなければならない。

　刺激できる負荷以上（過負荷）でトレーニングを続けることにより効果があらわれてくる。

　つまり、日常生活で体験しているような楽な負荷でやっても意味はなく、ある程度きついと感じる負荷でないと効果は期待できない。

②特異性の原理

トレーニングはその種類によって鍛えられる機能が変わってくる。

例えば、持久走では筋パワーの向上は期待できないし、スクワットでは上半身のトレーニングにはなりえない。目的に応じてどこの筋肉をどのように鍛えるのか、トレーニングの種類を選ぶ必要がある。

③可逆性の原理

一定期間トレーニングを実施して、その効果が得られても、トレーニングを止めてしまうと、徐々に身体はもとに戻ってしまう。

トレーニングの期間が長ければ戻っていくスピードは遅く、短ければそれだけ早く戻っていくことになる。

【2. トレーニングの5つの原則】

①全面性の原則

トレーニングをする際は、全ての面でバランスよく鍛えることが大切である。

あるひとつの体力要素（持久力・筋力・柔軟性）だけ向上させるのではなく、トレーニングとして他の体力要素も全体的に向上させることが必要である。また筋力においても、全身偏りなく鍛

えることが理想的である。

②自覚性（意識性）の原則

　トレーニングを行うには、鍛えている部位や、その目的を自覚する必要がある。これによりトレーニングの効果が向上する。

　しかし、これを自覚せずに行うと得られる効果は少なくなり、怪我を起こしてしまう可能性も高くなる。

③漸進性の原則

　トレーニングを続け、筋力や体力が一定の水準に達すると、同じ負荷で続けても効果があらわれにくくなる。

　そのために、筋力や体力の向上に従って、強度、負荷、量、難易度も発達に合わせて徐々に（漸進的に）上げていく必要がある。

④個別性の原則

　筋力や体力には、個人差がある。

　個人の年齢・性別・目的・筋力・体力などに応じてトレーニング内容（負荷）を決めることが大切である。トレーニングメニューは各個人によって変わる。

⑤反復性の原則

　トレーニングは、適切な運動刺激を繰り返すことで、効果が得られる。簡単に言えば、繰り返し継続的に行う必要がある。

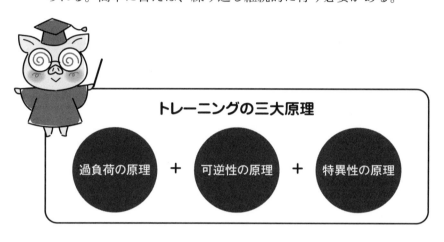

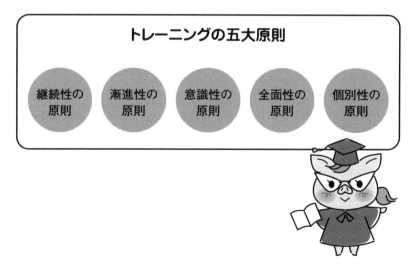

★2 運動の強度

　有酸素運動を行う上で、最も重要な要素が強度（負荷）。弱すぎると効果が期待できないし、強すぎると怪我や、長い時間の運動ができなくなる。
　運動強度を決めるには、一般的には最大酸素摂取量あるいは最大心拍数、もうひとつは主観的運動強度を目安とする方法がある。

◆最大酸素摂取量◆

　最大酸素摂取量とは、その人の呼吸から取り入れることのできる最大の酸素量ことだ。この酸素量の計測には、運動負荷テストを用いて測定をするが、測定機器がないと測れないため、一般的には最大心拍数を代用している。

◆最大心拍数（カルボーネン法）◆

　運動の強度を知る方法として、広く知られているのがカルボーネン法である。それは運動の強度を心拍数で表現する。
　運動強度を知るには、以下の式を用いる。

運動強度の求め方

（心拍数－安静時心拍数）÷（最大心拍数－安静時心拍数）×100

最大心拍数・目標心拍数の求め方

★最大心拍数＝２２０－年齢

★目標心拍数＝(最大心拍数－安静時心拍数)×目的別運動強度＋安静時心拍数

《目的別強度》

①リハビリや高齢者の体力維持	目的別強度＝30％〜40％	(0.3〜0.4)
②ダイエットや日常的な健康維持	目的別強度＝40％〜50％	(0.4〜0.5)
③運動不足解消や体力の維持向上	目的別強度＝50％	(0.5 前後)
④体力アップやスポーツスキルアップ	目的別強度＝55％〜70％	(0.55〜0.7 前後)
⑤アスリートレベルの体力アップ	目的別強度＝70％〜90％	(0.7〜0.9 前後)

◆心拍数の測り方◆

１５秒間左手の手首の内側に右手の人差し指、中指、薬指を当てて脈をとり、それを４倍すると簡単に心拍数が測れる。

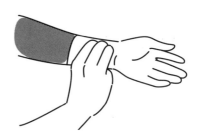

★現在の心拍数＝ 15 秒間の心拍数×4

　効果的なトレーニングを行うには、低い心拍数のゆったり運動では効果が少ない。逆に、高い心拍数となる激しい運動では、酸素を身体の中に取り入れながら行うことができず、効果的でない。

　つまり、上記の式で出た心拍数を目安に、運動を行うことが理想的となる。

◆**主観的運動強度（RPE）**◆

　その運動で感じた感覚を、自分自身の身体に聞き、運動強度を判断する方法。下の表にあるように「非常にきつい」「かなりきつい」「きつい」「ややきつい」「楽である」「かなり楽である」「非常に楽である」の中からどのように感じるか判断する方法である。

　最もダイエットに効果的な、主観的運動強度は「ややきつい」を目安とする強度が理想的とされている。

6	
7	非常に楽である
8	
9	かなり楽である
10	
11	楽である
12	
13	ややきつい
14	
15	きつい
16	
17	かなりきつい
18	
19	非常にきつい
20	

簡単にできる運動

　日常生活の中で一番身近な運動がウォーキング。エネルギー消費という意味ではあまり高くないが（**表10-1**）、いつでもどこでも、手軽に行える。身体的に健康を得るだけではなく、歩くことは脳の働きもよくなるといわれている。

（表10-1）ウォーキングの速度の違いによるエネルギー消費の違い

歩くスピード感	スピード（時速）	300kcal消費するのに必要な時間	1分間あたりの消費Kcal
ぶらぶら歩き	3Km	110分	2.7Kcal
ゆるやかな歩き	3.6Km	100分	3Kcal
普通の歩き	4.5Km	90分	3.3Kcal
大股でさっさと速足の歩き	5.4Km	70分	4.2Kcal
大股で全力の歩き	7.2Km	38分	7.9Kcal

資料：歩きの科学より

◆**歩くことの効果**◆

　「歩く」ことは、あまりに手軽で簡単に行えるため、軽視されがちだが、歩くということは立派な運動である。では次に「歩く」ことでどのような効果があるのかいくつかあげてみる。

【持久力の向上】

　持久力とは、長時間、身体を動かし続けられる能力のことであ

る。持久力の代表的なものはマラソンである。マラソン選手の持久力は、一般人の２倍ともいわれている。持久力をつけるための効果的な運動がランニングである。しかし、ランニングより、歩くことの方が手軽で安全である。「走る」ことは負荷がかかり、急に行うことで、膝や腰に障害を与える可能性がある。

歩くことによって持久力をあげるためには「大股で歩き」、「腕をしっかり振る」などの動きを日常よりも大きく行うことが大切である。

【内臓の強化】
　歩くことやスポーツで鍛えられた心臓は、心臓の筋肉が発達することで、強い収縮力を持ち、全身に血液を効果的に運ぶことができる。また、呼吸筋が発達し、肺の働きも向上することで、呼吸が楽になり、肺活量が大きくなる。結果、酸素を取り入れることが容易となり、心臓の心筋に酸素を送り込んでいる冠状動脈の発達も起こる。その他、胃や腸といった内蔵機能にも良い効果を与える。

【心理的効果】
　単調な仕事や勉強などを長時間続けていると精神的に疲労し、ストレスを感じる。このストレスを解消するために、運動はとても効果的である。どの程度の運動がいいかは人によって違ってくるが、ちょっとした運動ですっきりする人もいる。歩行など単純な運動でもストレスを解消することは可能である。

「ランニング」

　ランニングも、ウォーキング同様にいつでも、どこでも、手軽に行える運動である。身体の機能向上はウォーキングよりも効果は高い。特に肥満の改善、循環器系、呼吸器系の機能の向上があげられる。しかし、ランニングは、身体への負担はウォーキングよりも高く、膝や腰への負担が大きい。そこで、ランニングのポイントをあげる。

★ランニングを行う際のポイント★

- 週3回、1回20分〜を目安に
- 自分のペースで行い、無理はしない
- 背筋を伸ばし、アゴを引く
- 肩の力を抜き、肘を曲げてしっかり引く

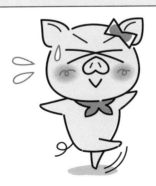

★4 ダイエットにおけるウォーキング

　ダイエットのためにウォーキングをするなら、効果が高い方法で行おう。同じ時間を費やすのであれば、以下の点を意識してみよう。

①姿勢よく

　ウォーキングをする時には、猫背で下を向き、ダラダラ歩いては全く効果がなくなってしまう。カロリーの消費効率が落ちてしまい、肩こりや腰痛の原因にもなる。

　背筋を伸ばし、胸を張り、足の動きを意識しながら歩くことが重要となる。姿勢をしっかりと保つと身体の中で使われる筋肉（腹筋や太もも、ふくらはぎなど）も適切に働き、痩せるためにきちんと働いてくれる。良い姿勢ができていないと、思わぬ身体の不調を引き起こすことがある。普段の生活から良い姿勢を常に意識してみると効果があがっていくだろう。

　ウォーキングを行う際には、次のページのポイントを意識しながら取り組もう。

★ウォーキングを行う際のポイント★

・遠くを見つめるようにして目線を上げる

・上から吊るされているよう、背筋をまっすぐ

・腰の位置を高いところに意識し、保つ

・膝を自然に伸ばして歩く

・肘を曲げ、腕をしっかりと振る

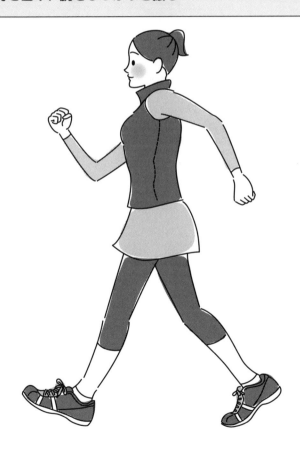

②足の動き

　ウォーキングをすり足などで行う人はいないと思うが、歩くときに、足の蹴り出し方や着地の仕方を気をつけよう。かかとから着地して、親指で蹴り出す意識を持つことで普段の歩き方とは効果が異なってくる。

1. かかと
2. 足の外側
3. 小指の付け根
4. 親指の付け根
5. 親指

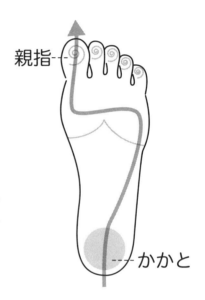

という順番で歩いてみよう。

　この歩き方を意識することで足の筋肉をバランス良く効率的に使うことができ、ダイエットの効果も高めてくれる。

③**速く歩く**

　ウォーキングはただ歩けばいいというわけではなく、のんびり歩くのではあまり効果はない。ダイエット効果を高めるためのウォーキングは、日常よりも速く歩くほうが、効果も高くなる。ポイントは、日常に歩くときより、大股で背筋を伸ばして歩くこと。こうすれば、自然と早歩きになる。

　歩くペースとしては、１kmあたり１０分くらいを目安に歩くと良い。

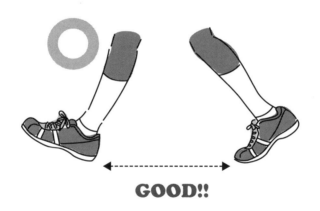
GOOD!!

④腕を振る

　早いウォーキングを正しい姿勢で行うために、腕をしっかり振ることで消費エネルギーもあがる。こぶしを軽く握り、ひじを90度に曲げて振ろう。腕を振ることで前に進む推進力にもなる。

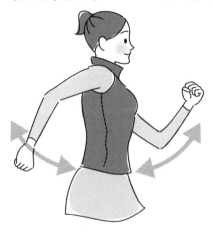

⑤足に合ったシューズ

　普段はいている靴では、ウォーキング用に構成されていないため、身体のトラブルを招いてしまう可能性がある。ウォーキングも一種の運動となるので、それ用のスシューズを足のサイズに合ったものを用意した方が、歩きやすく継続しやすくなる。

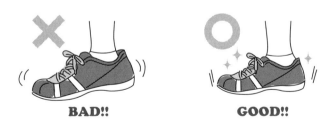

しっかりとポイントを意識して歩くことでその効果を高める。このようにウォーキングは、軽い負荷で手軽にできる有酸素運動なので体力に自身のない方も、取り組みやすい。

　ウォーキングの5つのポイントを、しっかり理解しておこう。

ポイントチェック

●ウォーキングダイエットの5つのコツは、しっかり掴もう。

●ただ歩けば痩せるというわけではなく、コツを意識して歩くことで、その脂肪燃焼効果を高める。

●ランニングよりも軽い負荷でできるダイエット方法なので、体力に自身のない方も、ウォーキングダイエットに取り組んでみよう。

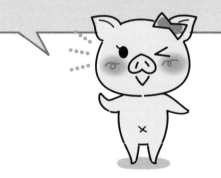

⑤ ストレッチ

　ストレッチは、運動前の準備や、運動後の調整として位置づけられている。特に、運動後の筋肉痛や関節痛がひどい場合に十分なストレッチを行わないと疲労の回復が遅く、筋肉や靭帯が固く肉離れや腱断裂といった怪我を引き起こすことがある。

◆トレーニングの前後の儀式◆

　急なトレーニングは、身体に大きな負担を与え、対応できないことがある。トレーニングの準備として、ウォーミングアップを行い、その後トレーニングに入ることで、怪我のリスクが低くなる。

　トレーニング後も、必ずクールダウンを行い、呼吸、脈拍、血圧などを徐々に通常に戻していくことが理想的である。

　そして、ウォーミングアップ・クールダウンで、ストレッチを行うことがトレーニングの効果を上げることにもつながる。

◆ストレッチの効果◆

　ストレッチは身体の柔軟性を高め、トレーニング中の怪我の予防や、疲労して固まった筋肉をほぐし、痛みを和らげてくれる。またゆっくりと呼吸を行うことで、リラックス効果もある。

　筋肉や腱にストレスが掛かりすぎない程度に、伸ばしている目的の筋肉を意識しながら行うことで更に効果が上がる。

◆ストレッチの方法◆

　ストレッチは、ゆっくり筋肉や腱を伸ばすことで、十分に効果を得ることのできる動作である。急に筋肉を引っ張った動作を行うと、強く筋肉は収縮して反応してしまう（伸張反射）。
　ストレッチを行う際には反動をつけず、痛みの生じない程度まで伸ばして、２０秒～３０秒ほど保持する。伸ばしている時は呼吸を楽に行う。

　基本ストレッチのあとは、ダイエットに必要な、筋力トレーニングの一部を紹介していく。
　それでは早速、実践に入っていこう！

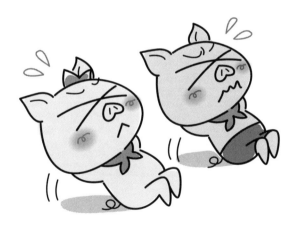

実践！ストレッチ

ここでは、ダイエットの基本となるストレッチの実践方法を紹介していく。

1 首のストレッチ（胸鎖乳突筋）

側頭部に手をそえて、頭を真横に倒していく。

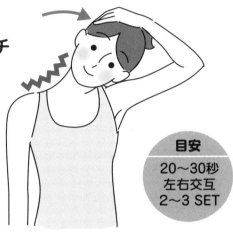

目安
20〜30秒
左右交互
2〜3 SET

2 肩・脇のストレッチ（三角筋・広背筋）

頭の後ろで肘を曲げ、反対の手で肘を押し下げ、そのまま身体を真横に倒していく。

目安
20〜30秒
左右交互
2〜3 SET

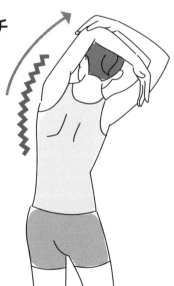

3 背中のストレッチ（広背筋）

胸の前で手を組み、そのまま手を前に伸ばしながら背中を丸めていく。

目安
20〜30秒
2〜3 SET

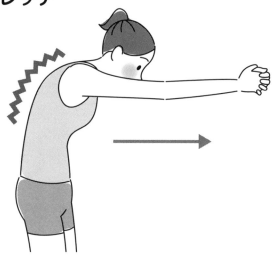

4 胸のストレッチ（大胸筋）

身体の後ろで手を組み、手を少し離しながら胸を張っていく。

目安
20〜30秒
2〜3 SET

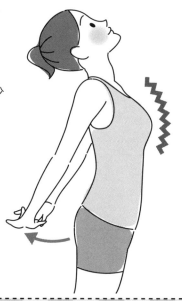

> ストレッチメニュー

5 背中・腰のストレッチ（広背筋）

目安 20〜30秒 2〜3 SET

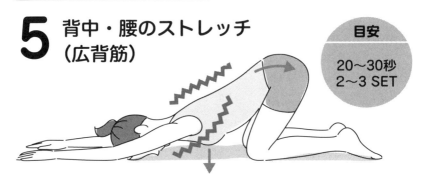

四つん這いの姿勢から、お尻を後ろに引き、胸を床につけにいくように沈めていく。

6 お腹のストレッチ（腸腰筋・腹直筋）

目安 20〜30秒 2〜3 SET

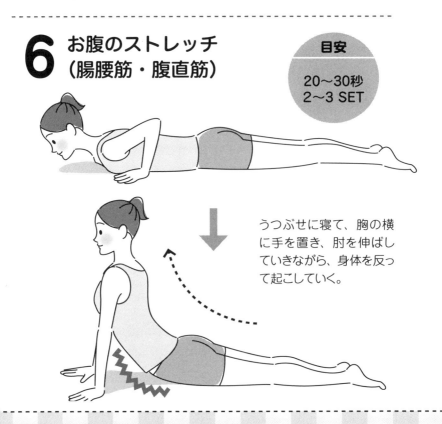

うつぶせに寝て、胸の横に手を置き、肘を伸ばしていきながら、身体を反って起こしていく。

7 腰のストレッチ
（脊柱起立筋）

仰向けに寝て、両膝を抱え込むように背中を丸めていく。

目安
20〜30秒
2〜3 SET

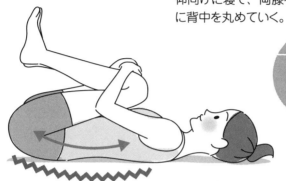

---

8 腰のストレッチ
（腰方形筋・脊柱起立筋）

目安
20〜30秒
左右交互
2〜3 SET

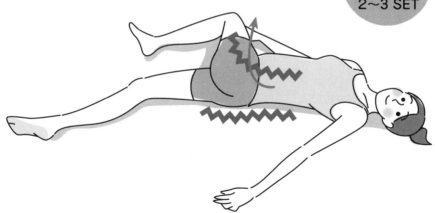

あお向けに寝て、片方の膝を反対側へ倒し、伸ばしていく。

> ストレッチメニュー

9 お尻のストレッチ（大殿筋）

目安
20～30秒
左右交互
2～3 SET

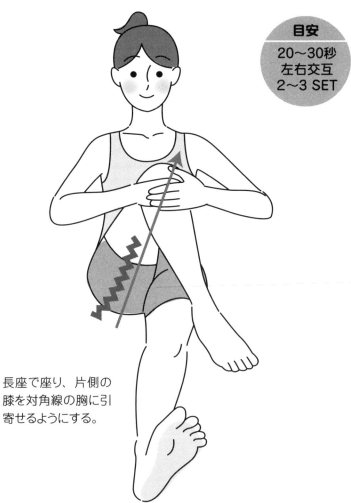

長座で座り、片側の膝を対角線の胸に引寄せるようにする。

10 お尻のストレッチ
（大殿筋）

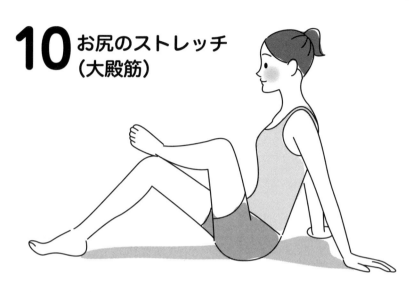

目安
20〜30秒
左右交互
2〜3 SET

↓

片側の足を反対の膝の上に乗せ、膝裏で手を組み、あお向けに寝ながら胸に引き寄せていく。

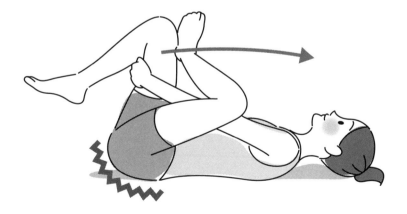

効果の出るトレーニング

第10章

> ストレッチメニュー

11 脚のつけ根のストレッチ（腸腰筋）

片膝立ちになり、前側の膝を前方へ移動させる。

目安
20〜30秒
左右交互
2〜3 SET

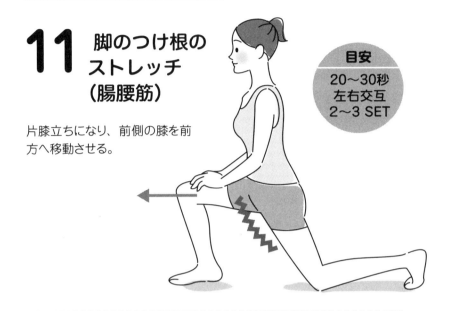

12 もものストレッチ（大腿四頭筋）

横向けになり、足をつかみ膝を曲げる。

目安
20〜30秒
左右交互
2〜3 SET

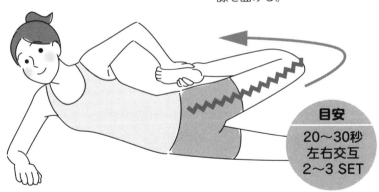

13 もも裏ストレッチ（ハムストリングス）

長座で座り、片方の膝を外に曲げ、つま先をつかむように上体を倒していく。

目安
20～30秒
左右交互
2～3 SET

14 ふくらはぎのストレッチ（下腿三頭筋）

段を利用し、足のつま先をのせ、踵を落とす。

目安
20～30秒
2～3 SET

Point!

実践！筋力トレーニング

ここでは、筋力トレーニングの一部を紹介していく。

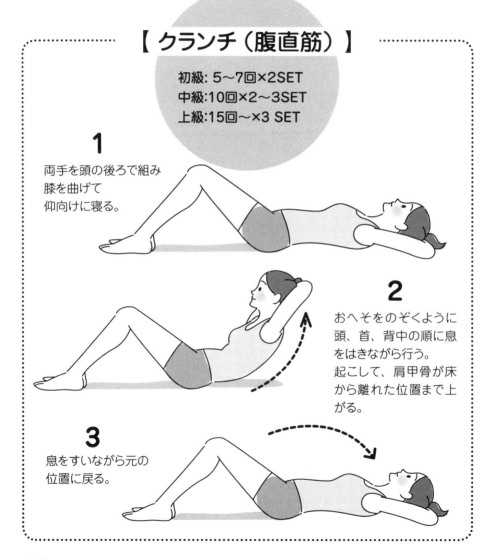

【バックエクステンション（脊柱起立筋）】

初級: 10回×2SET
中級: 15回×2〜3SET
上級: 20回〜3SET

1
うつぶせに寝て、両手を頭の後ろで組む。

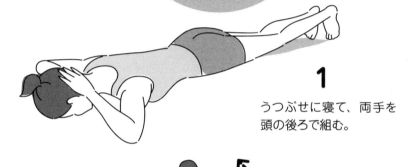

2
つま先を立てて肘を開いて胸を張るようにして、息を吸いながら上半身を上げていく。

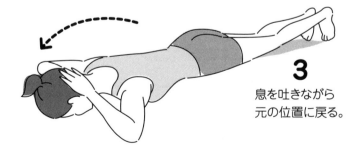

3
息を吐きながら元の位置に戻る。

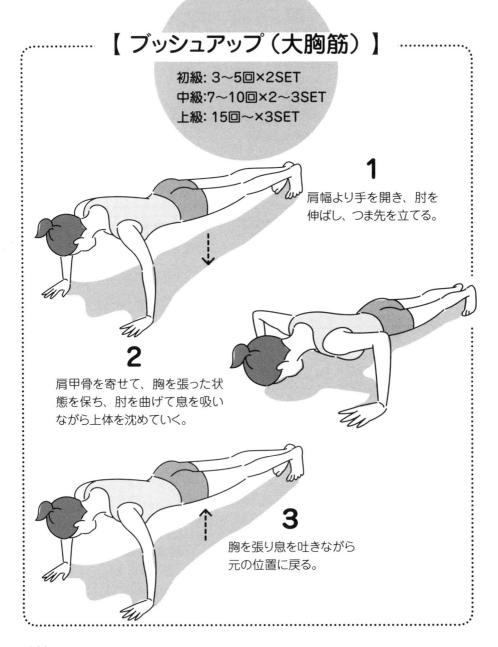

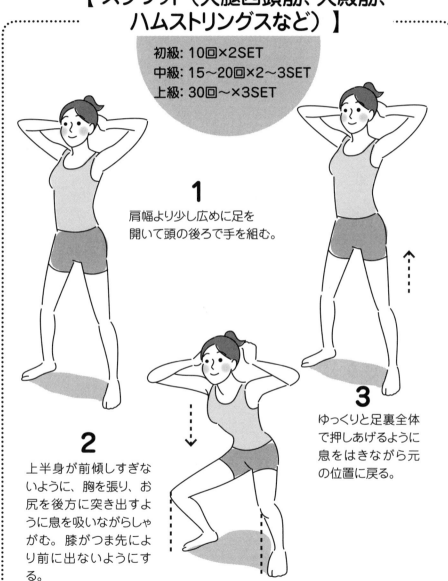

【ヒップリフト（大殿筋）】

初級: 7回×2SET
中級:10回×2〜3SET
上級: 15回〜×3SET

1 膝を曲げて仰向けに寝る。

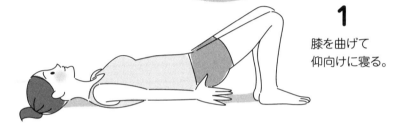

2 踵をつけて、息を吐きながら床からお尻を上げる。

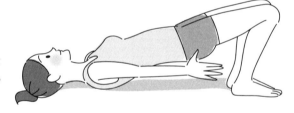

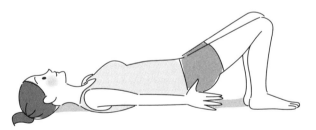

3 息を吸いながらゆっくりとお尻を元の位置までもどしていく。

【ツイスティングクランチ（内腹斜筋・外腹斜筋・腹直筋）】

初級： 6回×2SET
中級：10回×2～3SET
上級： 18回～3SET

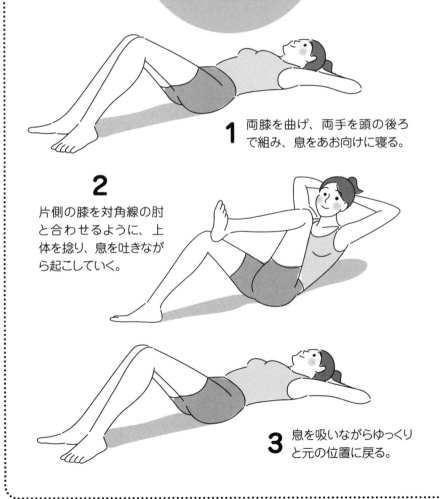

1 両膝を曲げ、両手を頭の後ろで組み、息をあお向けに寝る。

2 片側の膝を対角線の肘と合わせるように、上体を捻り、息を吐きながら起こしていく。

3 息を吸いながらゆっくりと元の位置に戻る。

第10章 効果の出るトレーニング

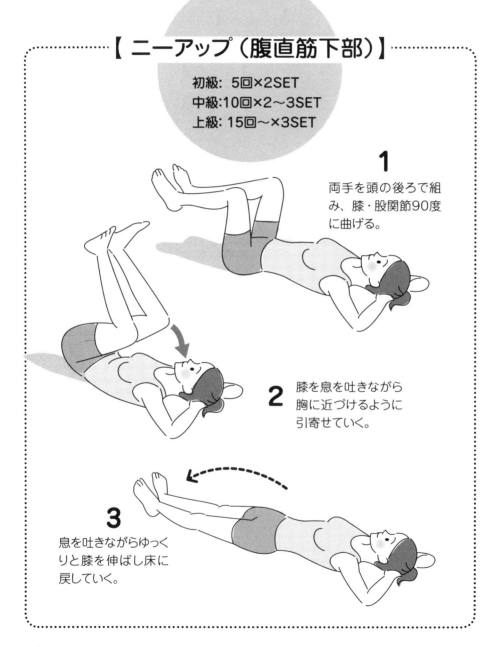

【グッドモーニング（脊柱起立筋）】

初級： 8回×2SET
中級：15回×2〜3SET
上級： 20回〜×3SET

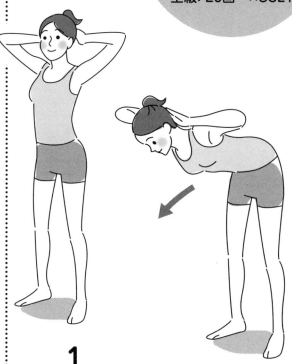

1
両手を頭の後ろで組んで、背すじを伸ばして直立する。

2
背すじを伸ばし、両肘を開き胸を張り、息を吐きながら上体を前に倒していく。

3
息を吸いながらゆっくりと背すじをのばしたまま元の姿勢に戻していく。

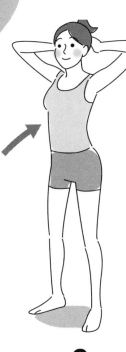

効果の出るトレーニング　第10章

【トライセップス（上腕三頭筋）】

初級：8回×2SET
中級：12回×2〜3SET
上級：15回〜×3SET

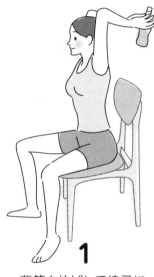

1
背筋を伸ばして椅子に座る。肘を曲げて頭の後ろでペットボトルなど重りをもつ。

2
肩の位置をずらさず、息を吐きながら肘を伸ばしていく。

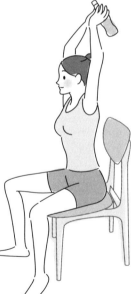

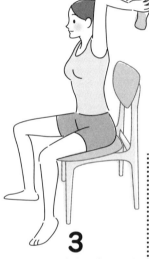

3
ゆっくりと伸ばした肘を曲げて元の位置に戻していく。

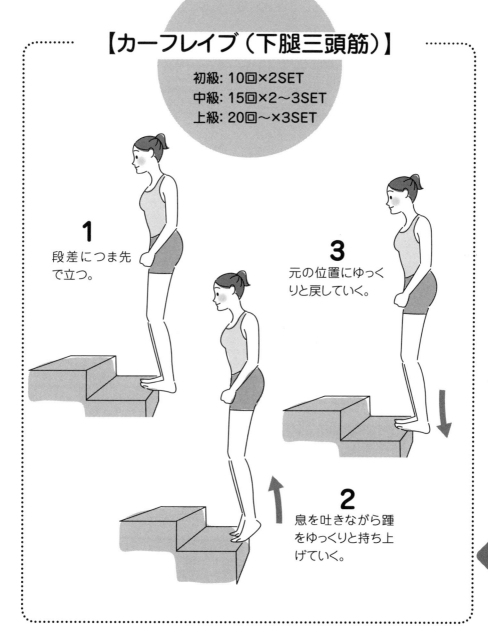

引用・参考図書

1. 肥満の生活ガイド　大野誠／医歯薬出版株式会社
2. やさしくわかる肥満＆肥満症栄養指導の実践に役立つ
   予防活動と治療　食生活編集部／フットワーク出版社
3. 疾患予防のための運動エクササイズ
   監訳 前島伸一郎他／エルゼビア・ジャパン
4. ダイエットを医学する　蒲原聖可／中公新書
5. 健康のためのスポーツ医学　池上晴夫／講談社
6. 代栄養科学シリーズ18 運動生理学　池上晴夫／朝倉書店
7. 生活健康科学　小田切陽一他／三共出版
8. 食の世界に今何がおきているか　中村晴彦／岩波新書
9. 成人病を防ぐ現代人の食事学　井上勝六／丸善ライブラリー
10. 健康食品ノート　瀬川至朗／岩波新書
11. 国民衛生の動向 2006　財団法人／厚生統計協会
12. 国民衛生の動向 2015・2016　財団法人／厚生労働統計協会
13. 体温－運動時の体温調節システムとそれを修飾する要因－
    平井耕造他／NAP Limited
14. 汗の常識・非常識　小川徳雄／講談社
15. Q&A 野菜の全疑問　高橋泰子他／講談社
16. からだの働きと健康問題　手塚政孝他／文化書房博文社
17. ストレスと免疫　星恵子／講談社
18. からだの科学 241　肥満のコントロール　2005 March
    日本評論社
19. 図解雑学なぜ太るのかやせるのか　蒲原聖可／ナツメ社
20. 現代食べ物事情　山本博史／岩波新書
21. サプリメント小事典　蒲原聖可／平凡社新書

22. 栄養科学シリーズ NEXT 公衆衛生学
    山本茂他／講談社サイエンティフィック
23. ビタミン　五十嵐脩／丸善ライブラリー
24. スポーツと寿命　大澤清二／朝倉書店
25. 運動処方せん作成マニュアル　日本医師会編／日本医事新報社
26. http//metamedica.com
27. 日本人の体脂肪と筋肉分布　安部孝他／杏林書院
28. お腹の脂肪と成人病　栃久保修／健康科学センター
29. 肥満・メタボリックシンドローム診療ガイダンス
    片山茂裕他／ MEDICALVIEW
30. 人はなぜ太るのか―肥満を科学する　岡田正彦／岩波新書
31. よい肥満わるい肥満　松澤祐次／サンマーク出版
32. メタボリックシンドロームの自己管理
    松澤祐次/医薬ジャーナル社
33. 日本抗加齢医学会雑誌　2007、2 Vol3
34. 身体運動の機能解剖　Clem W. Thompson（著）、R.T. Floyd（著）、
    中村 千秋（翻訳）、竹内 真希（翻訳）／医道の日本社
35. 目でみる動きの解剖学―スポーツにおける運動と
    身体のメカニズム　ロルフ ヴィルヘード（著）、Rolf Wirhed（原著）、
    金子 公宥（翻訳）、松本 迪子（翻訳）／大修館書店
36. 新トレーニング用語辞典　福林 徹（監修）、フィットプラス（編集）、
    福永 哲夫 齋藤 健司 川上 泰雄　森永製菓
37. 運動生理学―エネルギー・栄養・ヒューマンパフォーマンス
    W.D. McArdle（著）、田口 貞善（翻訳）杏林書院

38. 目でみる筋力トレーニングの解剖学―ひと目でわかる強化部位と筋名
 フレデリック ドラヴィエ（著）、白木 仁（翻訳）、今井 純子（翻訳）
 ／大修館書店
39. 美しいボディラインをつくる女性の筋力トレーニング解剖学
 レデリック ドラヴィエ（著）、関口 脩（翻訳）、清水 章弘（翻訳）
 ／大修館書店
40. ボディ・ナビゲーション　ストレッチ＆トレーニング
 Andrew Biel（著）／医道の日本社
41. ウイダー・トレーニング・バイブル　ウイダー（著）、森永スポーツ＆
 フィットネスリサーチセンター／森永製菓株式会社健康事業部
42. 目でみる動きの解剖学―スポーツにおける運動と身体のメカニズム
 ロルフ ヴィルヘード（著）、Rolf Wirhed（原著）、金子 公宥（翻訳）、
 松本 迪子（翻訳）／大修館書店
43. 新トレーニング用語辞典　福林 徹（監修）、フィットプラス（編集）、
 福永 哲夫、齋藤 健司、川上 泰雄／森永製菓
44. 運動生理学―エネルギー・栄養・ヒューマンパフォーマンス
 W.D. McArdle（著）、田口 貞善（翻訳）／杏林書院
45. 目でみる筋力トレーニングの解剖学―ひと目でわかる強化部位と筋名
 フレデリック ドラヴィエ（著）、白木 仁（翻訳）、今井 純子（翻訳）
 ／大修館書店
46. 美しいボディラインをつくる女性の筋力トレーニング解剖学
 レデリック ドラヴィエ（著）、関口 脩（翻訳）、清水 章弘（翻訳）
 ／大修館書店
47. ボディ・ナビゲーション　ストレッチ＆トレーニング
 Andrew Biel（著）／医道の日本社
48. ウイダー・トレーニング・バイブル　ウイダー（著）、森永スポーツ＆
 フィットネスリサーチセンター／森永製菓株式会社健康事業部

49. ダイエット検定
   日本ダイエット健康協会（著）／日本ダイエット健康協会
50. カラー図解　筋肉のしくみ・はたらき辞典
   石井直方（監修）左明・山口典考／西東社

卒業おめでとうございます!!!!

これであなたもダイエットマスター！
ここで学んだ知識を存分に活かして下さい！

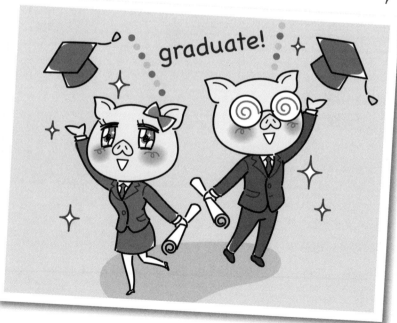

おわりに

"健康診断で「痩せましょう」と言われた"

"スポーツクラブに入会しただけで満足してしまい幽霊会員"

"家の近所を歩くことから始めてみたはいいが、3日坊主……"

"甘いものを控えなければ…と思いつつも、誘惑に勝てずについつい食べてしまうケーキやチョコレート"

"断食して痩せたのに、反動で食べ過ぎてダイエット前よりも太ってしまった"

こんな経験はないでしょうか？

健康のため、痩せるためには運動や食事の調整・制限が大切。分かっているけれど続けられない……。

ある調査によると、500人同時期に運動を始めてもらい、1年間運動が続いた人は"2割程度"だったそうです。

なぜ続けられなくなるのでしょうか？

主な理由として、「時間がない」「運動の場所や施設が思うように使えない」「自分に合う指導者がいない」、「面倒くさい」などの理由があげられます。

逆に2割の人が、運動を継続できている理由は、「楽しかった」「身体の変化が感じられた」「気分が爽快だった」と回答しています。

つまり、継続して運動を続けるための大前提は「楽しむ」ということです。

ダイエットは体重、体脂肪の変化がキレイな下降線をたどれる

状況は稀で、特に女性は、ホルモンやストレスなどの影響により、上がり下がりを繰り返します。ひとりで行うダイエットは、この紆余曲折によって途中でココロが折れてしまうことが多いので、仲間や家族と一緒に続けることをおすすめします。

　そして、ダイエットにおける大きな問題は"リバウンド"。

　繰り返さない一番の方法は、"継続"です。すなわち、「太らない」「太りにくい」生活習慣を身につけることが一番大切になります。

　この「ダイエット大学の教科書」で、学んだことがしっかりと知識として入っていれば、ダイエットの本質が理解でき、クライアントさんに自信をもってアドバイスできるようになります。

　ぜひ、この書籍を活用していただき、一人でも多くの人が健康な生活ができるよう、導いて欲しいと思います。

　最後に、この書籍を手にとっていただき、最後まで読んでいただいた皆様、本当にありがとうございます。また、今回の書籍の執筆にあたり、貴重なアドバイスをしてくださったＢＡＢジャパン代表取締役の東口敏郎様、そして、我々の2年間の想いを形にするため終始ご協力してくださった編集部の佐藤友香様に深く感謝申し上げます。

　　　　　　　　　　　　　　小野浩二　佐々木圭

DVD Collection

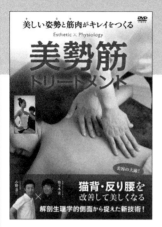

DVD 「美容」と「姿勢改善」のトータルケア
美勢筋トリートメント

猫背、反り腰など、現代の女性を悩ます悪姿勢。これらは美容の大敵であり、改善すれば様々なメリットがあります。筋肉バランスを整え、血液とリンパの流れを促進し、健康的に美しい身体をつくる美勢筋トリートメント。解剖生理学的側面から開発された新しいメソッドです。

- ●小野浩二／佐々木圭 監修　●収録時間60分
- ●本体5,000円+税

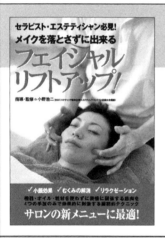

DVD メイクを落とさずに出来る
フェイシャルリフトアップ

「もっと気軽にフェイシャルを受けたい」。そんなお客様のニーズに答えメイクを落とさずに行える画期的テクニックをエステティックコンテスト全国大会優勝者・小野浩二先生が丁寧に解説。表情に関係する筋肉を4つの手技のみで効果的に刺激することで小顔効果とリラクゼーションを期待できます。機器・オイル・粧材を使わないのでサロンの新メニューに最適です!!

- ●小野浩二 指導・監修　●収録時間56分
- ●本体5,000円+税

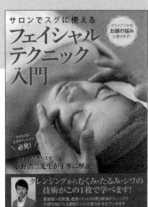

DVD サロンでスグに使える
フェイシャルテクニック入門

フェイスライン、頬、目元、ほうれい線——むくみ・たるみ・シワの技術がこの1枚に！ クライアントからの要望の多いフェイシャルテクニックを、エステ界のカリスマ、小野浩二氏が丁寧に指導・解説。クレンジングから基本技術、そしてニーズの高いむくみやたるみ、シワの施術まで、サロンにすぐに導入できるテクニックをじっくり学べます。

- ●小野浩二 指導・監修　●収録時間81分
- ●本体5,000円+税

DVD & BOOK Collection

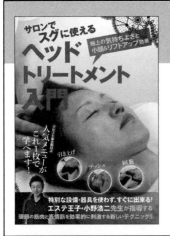

DVD サロンでスグに使える
ヘッドトリートメント入門

サロンで人気のメニュー「ヘッドトリートメント」をエステ王子・小野浩二先生が丁寧に解説。手技のみで頭部の筋肉と表情筋を効果的に刺激するオリジナルテクニックで、癒しはもちろんのこと、日頃のストレスや疲れ、肩こりを解消、さらに小顔＆リフトアップも同時に行っていきます。リピート率9割以上！　人気メニューがこれ1枚で学べます。

- ●小野浩二 監修　●収録時間66分
- ●本体5,000円+税

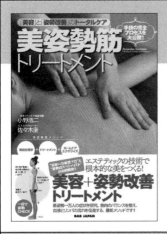

BOOK 「美容」と「姿勢改善」のトータルケア
美姿勢筋トリートメント

悪姿勢一万人の症状研究から生まれた、筋肉のバランスを整え、血液とリンパの流れを促進する、"日本一の美容プロ"と"姿勢のスペシャリスト"が共同開発した最新メソッド。正しい姿勢をつくり、トリートメントすることで効果がより持続します。

- ●小野浩二／佐々木圭 共著　●A5判　●160頁
- ●本体1,500円+税

BOOK サロンで使える
実践フェイシャルテクニック

お客様の満足度が上がる！　エステ王子こと小野浩二のオリジナルテクニック初公開！　クレンジングから悩み別テクニック、4大肌トラブル解消まで分かりやすく解説。この1冊で完璧なトリートメント技術が身に付きます!トリートメント初心者はもちろん、すでにセラピスト・エステティシャンの方も今ある手技をレベルアップすることができます。

- ●小野浩二 著　●A5判　●152頁
- ●本体1,200円+税

BOOK Collection

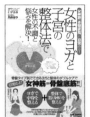

女神筋（骨盤底筋）が目覚める!
女性のヨガと子宮の整体法で女性の不調と悩みを解決!

骨盤タイプ別でできるヨガと整体のダブルケアで目覚めよ!『女神筋＝骨盤底筋!!』 ヨガで中身を整える＋整体で器（身体）を整えるという両面からのケアで改善が早い!解剖生理学もやさしく解説!本来女性が備わっている力が引き出され、「冷えやむくみが解消」「PMSや更年期障害が改善」「妊娠できた!」と喜びの声続出!

●仁平美香／熱海優季 著 ●A5判 ●150頁 ●本体1,300円+税

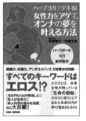

ハーブヨガでデキる!
女性力をアゲて、オンナの夢を叶える方法

結婚力、妊娠力、アンチエイジング、引き寄せの法則… すべてのキーワードは「生命の衝動」エロス!エロスに従うことであなた本来の力が呼び覚まされる!! この本で紹介するのは、以前「婦人病のデパート」だった私が、結婚し、無事出産できるまでになった方法をまとめ、誰にでもできるメソッドとして創りあげた、現代女性のための新しいヨガ「ハーブヨガ」のエッセンスです。

●宗富美江／宗健太郎 著 ●四六判 ●224頁 ●本体1,400円+税

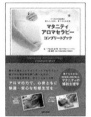

すべての妊産婦が健やかに産み、育てるための本
マタニティアロマセラピーコンプリートブック

アロマの力で、心身ともに快適・安心な妊娠生活を! 精油、トリートメント、解剖生理学、ベビーケア。"妊娠と出産"に関わるアロマセラピーに必要なスキルを網羅した完全読本。数々の著名人にマタニティケアを行うなど、数千件の臨床例を持つ第一人者が、その知識と技術を余すことなく公開します。誰でもわかる、現役産婦人科医によるマタニティの解剖生理学。トリートメント技術も連続写真で徹底解説。いま注目のベビーケアも詳しく紹介。

●アネルズあずさ／二神真行 ●B5判 ●240頁 ●本体2,500円+税

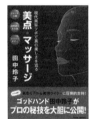

現代美容ツボで真の美しさを造る
美点マッサージ

ゴッドハンド田中玲子がプロの秘技を大胆に公開! 従来のツボよりも美しくなれる現代の美容ツボ「美点」の詳細がこの一冊で! 目次：REY式美点ができるまで／12万人に触れて探し当てた美点マッサージ／フェイシャル編 実践 美点マッサージ／ボディ編 実践 美点マッサージ／40年変わらない! REY式体型維持法

●田中玲子 著 ●A5判 ●160頁 ●本体1,600円+税

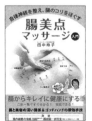

自律神経を整え、腸のコリをほぐす
腸美点マッサージ入門

腸と美容の深い関係とゴッドハンドの即効手技を紹介。腸美点マッサージでは、生活習慣の乱れやストレスからくるコリ固まった腸、ぜんどう運動が行われていない状態が解消され、1回でウエストが約3cm減り、確実にキレイにやせます。全身を巡る血液がサラサラになり、滞りもない代謝のいい身体になります。

●田中玲子 著 ●B5判 ●120頁 ●本体1,500円+税

BOOK Collection

ロルフィングとサイコシンセシスが導く
キレイ革命　フェイシャル&スキンケア編

美肌・小顔・シワ・表情・生き方の5つをテーマに「からだ」=ボディーワーク（ロルフィング）と「こころ」=心理療法（サイコシンセシス）からつくるニッポンの美で、女性の「キレイ」を導くハウツー本。自分でできるフェイシャル、スキンケアを中心に解説。

●安田登・五味佐和子著　●A5判　●160頁　●本体1,400円+税

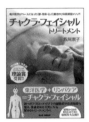

チャクラ・フェイシャルトリートメント

東洋医学がベースの顔・身体・心に働きかける新美容メソッド。表面的な施術ではなく、チャクラ、経穴・経絡への刺激で、身体内部のエネルギーレベルを上げていきます。美肌・フェイスラインアップ効果が大幅に持続、心まで癒します。著者はエステティックコンペティション理論賞を受賞、プロ必修の秘技を大公開します。

●飯尾憲子 著　●A5判　●160頁　●本体1,400円+税

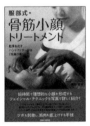

結果を出すハンド・マッサージは「究極の癒し」
服部式 骨筋小顔トリートメント

服部式骨筋小顔トリートメントは韓国の「骨筋法」と「経絡セラピー」、そして著者のもう一つの手法である「美筋形成リフトアップ」の理論に基づいて構築された新しいトリートメント。小顔形成や美肌につながる経穴を刺激しながら、細かな筋肉一つひとつにアプローチし、気の流れを整えます。

●服部恵 著　●A5判　●160頁　●本体1,600円+税

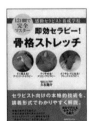

12日間で完全マスター
即効セラピー！骨格ストレッチ

トップアスリートのボディケア経験から生まれた独自のホリスティック・メソッド。整体法・カイロプラクティック療法・呼吸法などの理論をベースに、人体構成の土台である骨格バランスや関節の動きを、本来あるべき状態に導く特殊ストレッチ。瞬時に自律神経を活性化させ、深層筋を刺激。デトックス効果もあり。

●久永陽介 著　●A5判　●216頁　●本体1,700円+税

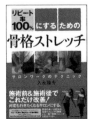

リピート率100%にするための
骨格ストレッチ

骨格や筋肉のゆがみを調整し瞬時に改善を実感してもらえるセラピー。施術前&施術後でこれだけ改善。何度も行きたくなるサロンを目指します。要望の多い12症状の改善テクニックを網羅しているので、これ一冊で骨格ストレッチを完全マスターできます。

●久永陽介 著　●A5判　●216頁　●本体1,500円+税

BOOK Collection

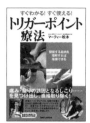

すぐわかる！ すぐ使える！
トリガーポイント療法

本場オーストラリアでは、保険の対象となるほど効果の高いリメディアルセラピー。本書では、その中でもトリガーポイントにアプローチする施術法を中心として、症状別に解説します。トリガーポイントとは、痛みや不調の原因となる筋肉の硬結（しこり）。そこが引き金（トリガー）となり、離れた部位にまで痛みを引き起こします。クライアントの症状とニーズに応じた"オーダーメイド"の施術だから効果絶大です。各症状に関係する筋肉をCGで詳解します。

●マーティー松本 著　●A5判　●180頁　●本体1,600円＋税

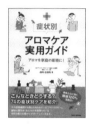

アロマを家庭の薬箱に！
症状別アロマケア実用ガイド

「こんなときどうする？ 74の症状別ケアを紹介！ 身体と心に効く、精油120％活用法！」今や医療機関でも取り入れられている「アロマセラピー」。植物の薬効が、私たちが本来持っている自然治癒力を確かにサポートしてくれます。ダイエット、お肌のシワ・シミ・くすみ、ニキビ、抜け毛、主婦湿疹、水虫、副鼻腔炎、眼精疲労、耳鳴り、二日酔い、下痢、胃痙攣、動脈硬化、静脈瘤、膀胱炎、過食、不眠…等々、症状例に110の臨床例を収録。

●楢林佳津美 著　●A5判　●232頁　●本体1,700円＋税

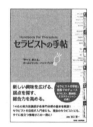

セラピストの手帖
「学べて、使える」オールジャンル・ハンドブック

14名の実力派講師が各専門分野の基本を解説します。セラピストを目指す入門者にも、現役のセラピストにも、すぐに役立つ情報がこの一冊で学べます。本書は、様々なセラピー・療法に関わる基本知識やお役立ち情報を集めたセラピストのための便利な手帖です。自分の専門分野だけではなく、他ジャンルにも視野を広げることで、提供する技術に応用力・柔軟性・総合力を身につけることができ、クライアントから信頼されるセラピストになれます。

●谷口晋一 著　●四六判　●200頁　●本体1,500円＋税

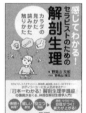

感じてわかる！
セラピストのための解剖生理

「カラダの見かた、読みかた、触りかた」が分かる本。さまざまなボディーワーカーに大人気の講師がおくる新しい体感型解剖学入門！ カラダという不思議と未知があふれた世界を、実際に自分の体を動かしたり、触ったりしながら深く探究できます。意外に知られていないカラダのお役立ち＆おもしろトピックスが満載！

●野見山文宏 著／野見山雅江 イラスト　●四六判　●180頁　●本体1,500円＋税

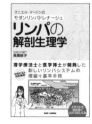

ダニエル・マードン式モダンリンパドレナージュ
リンパの解剖生理学門

リンパドレナージュは、医学や解剖生理の裏付けがある科学的なメソッドです。正しい知識を持って行ってこそ安全に高い効果を発揮できます。本書は、セラピストが施術の際に活かせるように、リンパのしくみを分かりやすく紹介。ふんだんなイラストともに、新しいリンパシステムの理論と基本手技を解説しています。

●高橋結子 著　●A5判　●204頁　●本体1,600円＋税

● *Magazine Collection*

アロマテラピー＋カウンセリングと自然療法の専門誌

セラピスト

スキルを身につけキャリアアップを目指す方を対象とした、セラピストのための専門誌。セラピストになるための学校と資格、セラピーサロンで必要な知識・テクニック・マナー、そしてカウンセリング・テクニックも詳細に解説しています。

- ●隔月刊〈奇数月7日発売〉 ●A4変形判 ●164頁
- ●本体917円＋税
- ●年間定期購読料5,940円（税込・送料サービス）

セラピーのある生活 Therapy Life

セラピーや美容に関する話題のニュースから最新技術や知識がわかる総合情報サイト

セラピーライフ 検索

http://www.therapylife.jp

業界の最新ニュースをはじめ、様々なスキルアップ、キャリアアップのためのウェブ特集、連載、動画などのコンテンツや、全国のサロン、ショップ、スクール、イベント、求人情報などがご覧いただけるポータルサイトです。

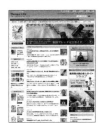

オススメ

『記事ダウンロード』…セラピスト誌のバックナンバーから厳選した人気記事を無料でご覧いただけます。
『サーチ＆ガイド』…全国のサロン、スクール、セミナー、イベント、求人などの情報掲載。
WEB『簡単診断テスト』…ココロとカラダのさまざまな診断テストを紹介します。
『LIVE、WEBセミナー』…一流講師達の、実際のライブでのセミナー情報や、WEB通信講座をご紹介。

 隔月刊 セラピスト 公式Webサイト

ソーシャルメディアとの連携
公式twitter「therapist_bab」
『セラピスト』facebook公式ページ

100名を超す一流講師の授業がいつでもどこでも受講できます！
トップクラスの技術とノウハウが学べる
セラピストのためのWEB動画通信講座

500動画 配信中!!

セラピー動画 検索

THERAPY COLLEGE
セラピーNETカレッジ
http://www.therapynetcollege.com/

セラピー・ネット・カレッジ（TNCC）は、セラピスト誌がプロデュースする業界初のWEB動画サイト。一流講師による様々なセラピーに関するハウツー講座を180以上配信中。
全講座を何度でも視聴できる「本科コース（月額2,050円）」、お好きな講座だけを視聴できる「単科コース」をご用意しております。eラーニングなのでいつからでも受講でき、お好きな時に何度でも繰り返し学習できます。

- パソコンでじっくり学ぶ！
- スマホで効率よく学ぶ！
- タブレットで気軽に学ぶ！

100%結果を目指す！美と健康のスペシャリストのための
ダイエット大学の教科書

DIET COLLEGE

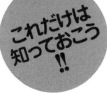

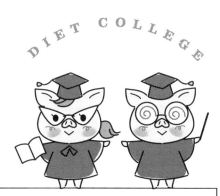

2016年4月25日　初版第1刷発行

著　者　小野浩二　佐々木圭　　発行者　東口敏郎
発行所　株式会社BABジャパン
　　　　〒151-0073 東京都渋谷区笹塚1-30-11 4F・5F
　　　　TEL　03-3469-0135　　　　FAX　03-3469-0162
　　　　URL　http://www.bab.co.jp/
　　　　E-mail　shop@bab.co.jp
　　　　郵便振替 00140-7-116767

印刷・製本　中央精版印刷株式会社

©daietdaigaku2016　ISBN978-4-86220-973-3 C2077
※本書は、法律に定めのある場合を除き、複製・複写できません。
※乱丁・落丁はお取り替えします。

■Cover Design ／梅村昇史
■DTP Design ／大口裕子
■Illustration ／佐藤末摘